Me duelen los huesos, doctor

Guía para prevenir y aliviar la **artrosis**

Me duelen los huesos, doctor

Guía para prevenir y aliviar la artrosis

por los Dres. Javier Paulino Tévar y José Luis Guerra Vázquez

Guías prácticas de *Saber* VIVIR **2**

Una Biblioteca de **Manuel Torreiglesias**

© 2004, Manuel Torreiglesias
© 2004, Javier Paulino Tévar
© 2004, José Luis Guerra Vázquez

© De esta edición:
  2004, Santillana Ediciones Generales, S. L.
  Torrelaguna, 60. 28043 Madrid
  Teléfono 91 744 90 60
  Telefax 91 744 90 93

• Aguilar, Altea, Taurus, Alfaguara, S. A.
  Beazley 3860. 1437 Buenos Aires
• Aguilar, Altea, Taurus, Alfaguara, S. A. de C. V.
  Avda. Universidad, 767, Col. del Valle,
  México, D.F. C. P. 03100
• Ediciones Santillana, S. A.
  Calle 80 Nº 10-23
  Bogotá, Colombia

Diseño de cubierta: Agustín Escudero
Ilustraciones: Pablo Espada

© 2004, RTVE del programa Saber Vivir
Serie coordinada por Teresa Migoya
Edición de Marta Serrano

Primera edición: enero de 2004
Tercera edición: febrero de 2004

ISBN: 84-03-09397-7
Depósito legal: M-9.491-04
Impreso en España por Palgraphic, S. A., Humanes (Madrid)
Printed in Spain

Índice

Para que no te duela la artrosis

La enfermedad es una miseria y pone en el lugar natural de imperfección a nuestra arrogante especie humana. Millones de enfermos artrósicos desconocen que su mal ya lo padeció un reptil nadador, ahora fosilizado, miles de años más atávico que los primeros homínidos. Fue curiosa y premonitoria, cuando no había rastro alguno de aparataje hospitalario para auscultar, la definición de artrosis aparecida en el 1500 a. C. en un papiro egipcio: «...es cuando se endurecen las bisagras de las extremidades». En este viejísimo paisaje de sufrimiento, porque las enfermedades reumáticas invalidan y dan dolor, quiero enmarcar la bondad de este manual sanador. Precisamente lo he concebido y encargado para aliviarte. Lamentando que la artrosis aún no tenga cura definitiva.

11

Es muchísima la gente que consiguió «hacerse con ella» y la va llevando divinamente, como se dice en las páginas de este libro, haciéndole frente por varios caminos. Descubrírtelos, de manera muy sencilla y alentadora, es el noble objetivo que nos hemos propuesto. Yo mismo, treinta años dedicado al afectivo periodismo de la salud, como director y creador de esta Biblioteca, TVE, y la Editorial Aguilar. Luego, no sólo entendieron bien la noción del proyecto, sino que lo ennoblecieron, los acreditados reumatólogos Javier Paulino y José Luis Guerra, que a su vez lo trabajaron en compañía de Marta Serrano y Teresa Migoya, excepcionales periodistas de *Saber Vivir*.

Borra de un plumazo cualquier prevención negativa hacia la dificultad intrínseca que de hecho encierran los temas de medicina, y ponte en franca actitud de querer sanar. Sólo conociendo en profundidad los recursos del alivio, y te ofrecemos muchos, puede ir uno animándose a ponerlos en práctica. Se ama más lo que se conoce mejor.

Fíjate que te he puesto de protagonista. No lo dudes, la enfermedad es tuya. Tu artrosis no pertenece al médico. A él tenemos que agradecerle que nos vaya aliviando. Pero le resulta muchísimo más difícil, por no decir imposible, cuando los pacientes no colaboramos. En este manual podrás leer todo lo que el reumatólogo no tiene tiempo de explicarte en las apretadas consultas de la Seguridad Social. La parte de los ejercicios para la artrosis de mano, rodilla, cadera, lumbares y columna cervical te va a resultar de gran provecho, ya verás.

Hemos dedicado un capítulo a las direcciones y los teléfonos de las Asociaciones que se agrupan en la LIRE (Liga Reumatológica Española), porque a diario llevan a cabo una estupenda y generosa labor. Te animo a que te apuntes. También en la salud la unión hace la fuerza. Y podéis conseguir magníficos objetivos.

Añado nada más una advertencia: la impresión tiene dignidad, pero está lejos del lujo. La elegí así para ponerle un precio más barato. Mi Biblioteca de la Salud es ante todo una soñadora aventura de servicio al gran público, y si cabe es primero para quienes además de estar enfermos tienen menos dinero.

Continuaremos sacando libros así, con profundo espíritu de hacer bien.

Manuel Torreiglesias

Introducción

Seguramente lo habrá escuchado decenas de veces a su alrededor: «Tengo los huesos que no me tengo», «Hoy, es que no puedo ni moverme», «Estoy fatal del reúma». ¿Le suena, verdad? El reúma. Esa parece la palabra clave que encierra todos los males de nuestro aparato locomotor. En este libro, sin embargo, amigo lector, no vamos a hablarle del reúma. O mejor dicho, vamos a hablarle de una de las más de doscientas enfermedades reumáticas que existen: la artrosis. La mayor parte de la población habla de ambos conceptos como si fueran sinónimos, sin embargo, no lo son. Que un paciente con artrosis diga que «padece reúma», es algo así como si un enfermo de úlcera explicara que «padece de digestivo». La diferencia es notable, ¿no le parece?

Efectivamente, la artrosis es sólo una pequeña parte de la enorme familia de los reumatismos (en la Tabla I del anexo le presentamos una clasificación completa). Su importancia, sin embargo, es incalculable: 30 de cada 100 personas entre los 65 y los 71 años la padecen en nuestro país. Ellos saben bien las limitaciones y molestias que ocasiona en la vida diaria. También la conocen de cerca, aunque en menor porcentaje, todos los jóvenes que la sufren. A todos estos pacientes, a sus familiares y amigos, y a cualquiera que pretenda descubrir cómo prevenir, aliviar y vivir, en definitiva, esta enfermedad, va dedicado este libro.

Dos magníficos reumatólogos, los doctores Javier Paulino Tévar y José Luis Guerra, han resumido sus extensos conocimientos sobre el tema para proporcionarle una información útil y práctica, con un único objetivo: que el verdadero protagonista, usted que tiene, o puede tener, artrosis, encuentre una ayuda real, eficaz y segura. En la medida en que comprenda qué está ocurriendo en sus huesos, entenderá mejor su dolencia y podrá explicarle a su médico cuáles son sus prioridades y preocupaciones, para tomar un papel activo en su tratamiento.

En el año 1995 la Encuesta Nacional de Salud preguntaba a los españoles qué enfermedades o impedimentos habían limitado sus actividades durante más de diez días en los últimos 12 meses. El 27,4% de la población mayor de 16 años contestó afirmativamente en el epígrafe «Artrosis, reumatismo, gota, dolor de espalda y lumbalgias». Dentro de la apabullante frecuencia de todos estos trastornos, la artrosis encabezaba la lista (Figura 1). Fíjese,

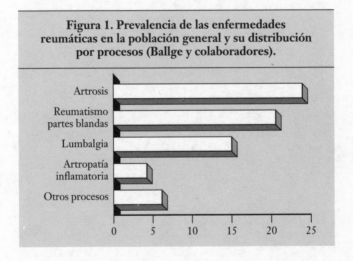

Figura 1. Prevalencia de las enfermedades reumáticas en la población general y su distribución por procesos (Ballge y colaboradores).

sin embargo, en las Tablas II y III, en el anexo. En ellas los enfermos reconocen que ni la sociedad ni ellos mismos dan suficiente valor al problema. ¿Cómo se explica esto? La respuesta no es sencilla, pero estas líneas tal vez sirvan para dar un giro a esa realidad. En ellas podrá aprender, entre otras muchas cosas, que no existe nadie mejor que usted (sí, usted) a la hora de establecer las mejores medidas para que su calidad de vida no se vea deteriorada. Mucho de lo que puede hacer está en su mano, ¿le apetece intentarlo?

Capítulo I

Una enfermedad muy antigua

Hace aproximadamente unos cien millones de años, cuando los hombres todavía no estaban sobre la faz de la tierra, ya existía la artrosis. Hoy tenemos constancia de ello gracias a la información que nos han dejado los esqueletos fósiles de animales. El más antiguo de ellos pertenece al *Platecarpus*, un reptil nadador de gran tamaño, que se conserva en el Museo de Historia de la Universidad de Kansas (EE UU). En sus articulaciones ya existían lesiones de tipo artrósico muy similares a las que también se han encontrado en los huesos fósiles de reptiles o peces del Mesozoico, en los dinosaurios y en los osos de las cavernas. Entre nuestros más lejanos antepasados la enfermedad también hizo estragos: el *Pithecantropus erectus* u Hombre de Java, que vivió hace medio millón de años, la sufrió, igual que el hombre de

Neanderthal, en el que se ha evidenciado la existencia de artrosis de cadera y columna. En la civilización del Nilo, sin ir más lejos, encontramos escritos como el Papiro de Ebers, fechado mil quinientos años antes de Cristo, en el que se describe la artrosis como «el endurecimiento de las bisagras de las extremidades».

Avanzando en la Historia, Hipócrates, padre de la medicina occidental, dio un gran paso al dejar de considerar la enfermedad como «castigo divino o destino ciego», reconociendo que, además de lo espiritual, existían elementos externos que podían ocasionarla. Igualmente, sugería que estas causas externas podían ser evitadas, curadas o aliviadas. Para Hipócrates la artrosis era «un catarro o reúma que cursa con dolores ligeros que no producen hinchazón». Además de estos conocimientos, muy avanzados para la época, los griegos nos legaron el sustantivo *arthron*, que significa «articulación», y que aparece en distintas formas castellanas: artrosis, artritis, artralgia o artrografía. El término que hoy utilizamos, «artrosis», se fijó algo más tarde, concretamente en 1913. Fue entonces cuando lo propuso el médico alemán Friedrich Von Müller. El galeno quedó sorprendido al comprobar la gran destrucción de las estructuras cartilaginosas de sus enfermos y decidió bautizar el proceso con el nombre por el que lo conocemos.

En el siglo XXI la artrosis se ha convertido en la enfermedad reumática más frecuente: 30 de cada 100 personas entre 65 y 71 años la padecen en nuestro país. Por encima de los 75 años, la cifra se incrementa. Sin embargo, el problema no afecta sólo a los mayores. Un 0,1% de la población entre 25 y 34 años también la sufre. La artrosis es, hoy por hoy, la causa más importante de discapacidad entre los ancianos españoles. Una preocupación social y sanitaria de primer orden.

Capítulo II

Así se produce la artrosis

La mayoría de las personas ha oído hablar de la artrosis, y casi todos la relacionan con un desgaste de una articulación, con un roce inadecuado de los huesos y, desde luego, la entienden como una dolencia ligada al paso de los años. De la misma manera que el pelo va tornándose blanco o termina por caerse, parece inevitable que la articulación vaya desgastándose y envejeciendo.

Lo cierto es que el problema es bastante más complejo, y no resulta fácil dar una explicación sencilla del proceso. Desde luego, se trata de una enfermedad: es algo que nos produce dolor, pérdida de movilidad, disminución de la calidad de vida y, muchas veces, incluso provoca bajas laborales transitorias o definitivas. En ocasiones, además, puede precisar un tratamiento quirúrgico, siempre problemático.

Para comprender lo que ocurre en la artrosis, conviene observar, en primer lugar, cómo es una articulación, en este caso, la de la rodilla (Figura 2). La enfermedad se inicia en el cartílago articular. Se trata de un tejido firme y elástico que recubre el extremo de los dos huesos que forman una articulación. Sus propiedades físicas le permiten facilitar el deslizamiento entre las superficies óseas, reparten las cargas en toda esa superficie y las amortigua. Pero, además de ese trabajo físico, el cartílago tiene otras funciones mucho más complejas que dependen de los elementos que lo componen: los condrocitos (hablaremos de ellos más adelante) y la matriz extracelular, es decir, la sustancia en la cual se desarrollan

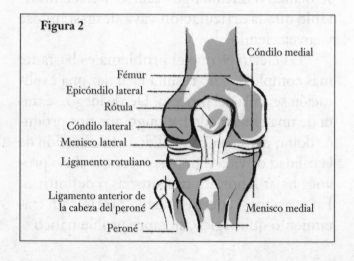

Figura 2

Cóndilo medial

Fémur

Epicóndilo lateral

Rótula

Cóndilo lateral

Menisco lateral

Ligamento rotuliano

Ligamento anterior de la cabeza del peroné

Menisco medial

Peroné

las células del colágeno. Todos hemos tenido ocasión de ver, en la articulación de algún animal, esa superficie blanca, nacarada y brillante que es el cartílago articular. Observándolo, se entiende muy bien que facilite el deslizamiento y evite o disminuya el roce. Si tenemos en cuenta que, además, tiene elasticidad, acabaremos de comprender también la capacidad de amortiguación que posee.

El cartílago se apoya y se une a una capa del hueso, la más superficial, que se llama «hueso subcondral». Está situada justo debajo del cartílago y participa de forma muy activa en todo lo que a éste acontece (Figura 3). También el tejido sinovial de esa articulación interviene en todo lo que en ella ocurre.

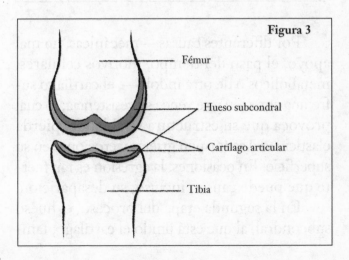

Figura 3

Fémur

Hueso subcondral

Cartílago articular

Tibia

Ahora podremos observar qué sucede en el proceso de la artrosis (Figura 4) de manera más clara.

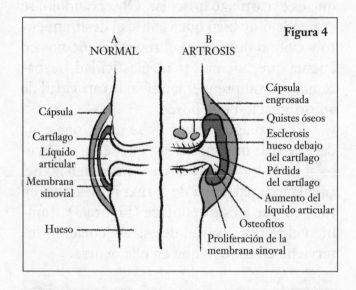

Figura 4

A
NORMAL

B
ARTROSIS

Cápsula

Cartílago

Líquido articular

Membrana sinovial

Hueso

Cápsula engrosada

Quistes óseos

Esclerosis hueso debajo del cartílago

Pérdida del cartílago

Aumento del líquido articular

Osteofitos

Proliferación de la membrana sinoval

Por diferentes causas —mecánicas, un mal apoyo, el paso del tiempo, motivos celulares, metabólicos o de otra índole—, el cartílago sufre una agresión y se vence su resistencia, lo cual provoca que su estructura se ablande, pierda elasticidad y se formen grietas y erosiones en su superficie. En ocasiones, la agresión es tan fuerte que puede causar, incluso, su desaparición.

En la segunda etapa del proceso, el hueso subcondral, al que está unido el cartílago, también es atacado y reacciona, trata de defenderse y ayudar a su *compañero*. Se hace más denso y crece por los lados, dando lugar a formaciones óseas, que se llaman osteofitos y que seguro que, alguna vez, le habrán enseñado en una radiografía (Figura 5).

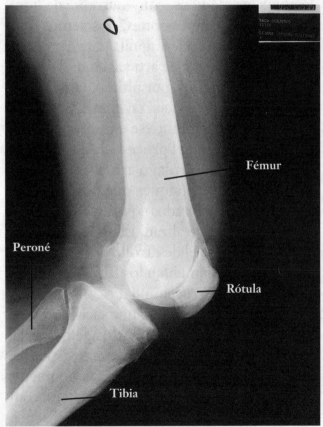

Figura 5. Radiografía lateral de la rodilla.

La membrana sinovial, que se encuentra en la articulación, aumenta su volumen y es capaz de producir líquido sinovial en mayor cantidad; ésa es la razón por la que en ocasiones, cuando una articulación artrósica duele más, aparece inflamada, más voluminosa, caliente y, como decimos los médicos, con «derrame de líquido sinovial». En ocasiones, nos vemos obligados a utilizar una jeringuilla para extraer ese líquido excedente de la articulación.

Los condrocitos, por último, también tienen una función esencial en el cartílago. Estas células de difícil nombre se encargan de mantener en equilibrio el proceso de degradación y reparación del cartílago articular. Gracias a ellos, los posibles ataques que pudiera sufrir éste quedan equilibrados con la reconstrucción que otros agentes realizan. El problema es que, cuando comienza el desarrollo de la artrosis en la articulación, aumentan los factores que contribuyen a la destrucción del cartílago, mientras disminuyen aquellos que facilitan su reconstrucción. Los condrocitos, además, bajan en número de manera considerable, y pierden esa eficacia que les caracteriza. Ya no pueden controlar ni mantener ambos procesos en compensación y la articulación empieza a ser seriamente dañada.

CAPÍTULO III

¿Puedo evitar tener artrosis?
Factores inevitables de riesgo

Esta cuestión es muy importante. En realidad, es tanto como preguntarse: «¿Podemos hacer algo nosotros, que nos permita evitar o frenar el avance de la artrosis?». La respuesta es doble: sí y no.

Las prácticas o factores de riesgo que contribuyen al desarrollo de la enfermedad (en la Tabla IV del anexo) se dividen en dos grupos, por un lado los *no modificables*, es decir, aquellos que no dependen de nuestra decisión o deseo; y por otro, los *modificables*, en los que, definitivamente, podemos influir. Veamos ahora los primeros.

El primer factor «no modificable» con el que nos encontramos es el *genético*. Seguro que en alguna ocasión usted se habrá preguntado si la artrosis es hereditaria, sobre todo al recordar que las deformaciones de los dedos de sus manos también las tenían sus padres y abuelos (Figura 6). Pues bien, actualmente existen datos para poder decir que el 50% del desarrollo de la enfermedad viene determinado por este factor hereditario genético ante el que nada podemos hacer.

Figura 6

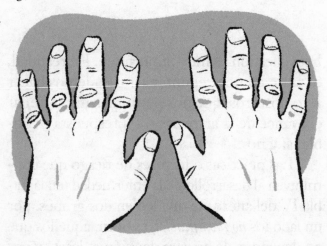

El *sexo* es otra circunstancia no modificable, y hoy sabemos que el riesgo de artrosis es mayor en mujeres que en hombres. El hecho de que esa diferencia sea más evidente después de la menopausia, apoya la implicación de los estrógenos, las hormonas femeninas, en la enfermedad.

Hasta el momento, tampoco podemos frenar o cambiar nuestra edad y, antes o después, aparece el amigo o la amiga que, amablemente, nos dice esa frase lapidaria: «¡Qué bien te conservas para la edad que tienes!». Efectivamente, el tiempo es inexorable en su avance, aunque también es cierto que la situación de dos personas con la misma edad puede ser muy diferente. En cualquier caso, se ha podido confirmar la relación entre artrosis y *envejecimiento*. Demostrar este vínculo no resulta difícil remitiéndonos a las pruebas. El 5% de hombres y mujeres menores de 35 años muestra cambios artrósicos en sus articulaciones al hacerles una radiografía; cuando el estudio, en cambio, se realiza en la población mayor de 60 años, la cifra de afectados se incrementa hasta el 70%. En España, la población mayor de 50 años tiene un 10,5% de posibilidades de padecer artrosis de rodilla. Frente a esta evidencia, sin embargo, también hay que recordar que la asociación envejecimiento-artrosis no se ha explicado bien y, desde luego, va más allá del simple paso del tiempo. En ningún caso, existe una identificación entre ambos conceptos y, por lo tanto, ser mayor no significa, necesariamente, enfermar de artrosis. En nuestra opinión, es algo similar a relacionar edad con experiencia y sabiduría; esto ocurre algunas veces, otras, no. Es cierto que durante la niñez y la juventud, cuando el cartílago se forma y crece, hay un mayor número de condrocitos y su actividad es también más intensa. Con la maduración del esqueleto, en cambio, disminuye la actividad metabólica y el crecimiento celular es menor. Al envejecer, se producen una serie de cambios en la estructura celular y en la matriz extracelular del cartílago. Aún así, están bien demostradas las diferencias que existen entre la artrosis, como enfermedad, y los cambios que se producen como consecuencia del paso de los años, que no lo son (Tabla VIII, anexo).

Capítulo IV

Factores modificables. Lo que está en su mano para prevenir

En el capítulo anterior nos hemos ocupado de los factores de riesgo inevitables o no modificables —herencia, sexo, edad—. En éste vamos a hablar de aquellos otros que, por el contrario, sí se pueden prevenir. Su carácter evitable nos da la oportunidad de ser activos y decisivos en el control de nuestra salud, de mantener una actuación y actitud correctas que nos hagan esquivar esta dolencia. Comentemos cada uno de estos factores por separado:

Obesidad

Son numerosos los estudios que establecen la relación entre estar gordos y la aparición de artrosis, especialmente de rodilla. Para explicar esta implicación del exceso de kilos se manejan al menos tres teorías:

1. El sobrepeso aumenta la presión sobre el cartílago y lo rompe. Es la hipótesis más comprensible.

2. La obesidad produce cambios metabólicos en la glucosa y en los lípidos, y cambios en la densidad y resistencia del hueso (ya sabe, el compañero del cartílago).

3. Determinados elementos de la dieta del obeso producen daño en el cartílago, en el hueso y en otras estructuras de la articulación.

Por lo tanto, en la obesidad, como factor de riesgo de la artrosis, intervienen factores sistémicos —es decir, que afectan a todo el organismo— y locales —propios de la articulación (Figura 7)—. En España, según el estudio

Figura 7

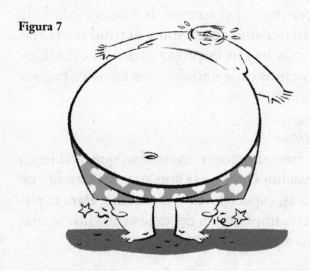

EPISER sobre prevalencia e impacto de las enfermedades reumáticas entre los españoles, las personas obesas tienen 2,2 veces más riesgo de padecer artrosis de rodilla que las que no lo son. Y se ha podido confirmar que si la población obesa redujera en cinco kilos su peso, se evitaría ¡el 25% de las prótesis de rodilla que se tienen que poner como consecuencia de la artrosis!

La actividad laboral

Aunque el trabajo al que nos dedicamos es modificable sólo hasta cierto punto, hoy sabemos que las ocupaciones que requieren más sobrecargas físicas y movimientos repetitivos se asocian a una mayor presencia de artrosis (Figura 8). Si en un caso de estas características el especialista aconseja, sin más, un cambio de trabajo, probablemente sólo consiga el enfado del paciente. Es evidente que el médico debe *mojarse*, a la hora de indicar en su informe cuáles son los inconvenientes, limitaciones o dificultades de una persona para poder realizar su cometido habitual, si existe la posibilidad de un cambio de puesto de trabajo, si éste debe realizarse durante menos horas diarias o si tiene derecho a una incapacidad laboral en el grado que le corresponda.

Figura 8

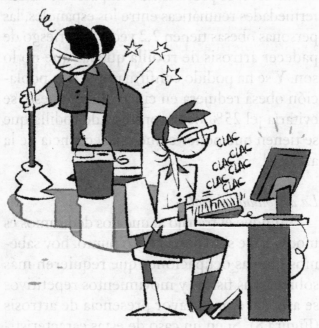

Estas afirmaciones no pueden ser gratuitas y deben basarse en un diagnóstico correcto y en la correlación entre éste y los síntomas del enfermo, pero, cuando sea así, el médico tiene esa obligación para con su paciente, y éste goza de ese derecho.

Dismetrías y traumatismos

Cuando una extremidad es más larga que otra o las articulaciones no están bien alineadas, puede producirse un exceso de presión en algunas zonas del cartílago que terminen por hacerlo enfermar. Los golpes y agresiones repetidas en una zona concreta también pueden provocar un deterioro precoz del cartílago, dando lugar a artrosis. Ésta es una forma frecuente de inicio de la enfermedad en personas jóvenes que, de otra manera, no la padecerían a edades tan tempranas.

Osteoporosis

La población que sufre esta enfermedad —con especial incidencia en la mujer— presenta más riesgos de padecer artrosis. A esta regla, sin embargo, se impone una excepción: algunos estudios han demostrado que las mujeres con artrosis moderada de cadera tienen una densidad ósea más elevada y, por lo tanto, menos osteoporosis. Así que el hecho de padecer esta enfermedad no facilita el desarrollo de artrosis en esta zona. Curioso, ¿verdad?

CAPÍTULO V

Ejercicio, deporte y artrosis

En la actualidad es un hecho aceptado popularmente y demostrado científicamente que la actividad física aporta a aquellos que la practican una serie de beneficios importantes: disminuye el riesgo de enfermedades cardiovasculares, reduce la tensión arterial, ayuda a perder peso, mejora la sensación de bienestar y mantiene el cuerpo *en forma*. Todos estos argumentos son más que suficientes para justificar la enorme aceptación del ejercicio físico, así como el hecho de que millones de personas en el mundo practiquen, de forma más o menos regular, algún tipo de deporte. Ahora bien, en el tema que a nosotros nos concierne la pregunta es la siguiente: ¿el ejercicio físico puede provocar o agravar una artrosis? No debe olvidarse que el «estrés mecánico», —forzar las articulaciones y someterlas a un uso excesivo— es un factor de riesgo importante para el desarrollo de la enfermedad, al que, en ocasiones, pueden también añadirse otros, como la sobrecarga o la obesidad (Figura 9).

Figura 9

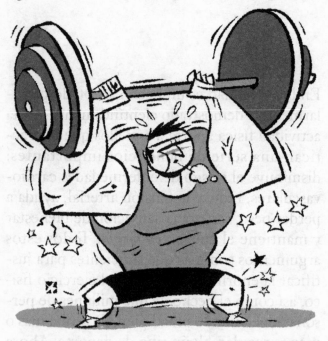

Para dar respuesta a esta cuestión es fundamental tener en cuenta una serie de circunstancias que resultan relevantes en la relación artrosis-ejercicio: las características físicas del deportista, su edad, sexo y grado de obesidad, las peculiaridades del suelo donde se practica el ejercicio (¡sí, el suelo!), su duración y su intensidad. Las personas que sufren inestabilidad en sus ligamentos articulares y una movilidad anormal de la articulación, así como aquellas que han tenido una lesión que la haya dañado, corren cierto riesgo a la hora de practicar deporte. Para probarlo, existen diferentes estudios que se han encargado de demostrar que individuos que habían sufrido lesiones de ligamentos cruzados o en el menisco, desarrollaron, finalmente, una artrosis más grave y precoz en la rodilla. En la actualidad también se han establecido asociaciones entre la artrosis, según su localización y características, y el tipo de ejercicio que se practica (en la Tabla V, en el anexo, se ofrece una completa relación).

En general, para este tipo de enfermos, el ejercicio más conveniente es aquel que no carga las articulaciones. Por esta razón, precisamente, resultan beneficiosas la natación y la bicicleta (sobre todo en los casos de rodilla y de cadera). La gimnasia también es muy efectiva cuando se combinan dos tipos de ejercicios: los isotónicos y los isométricos. Los primeros requieren la contracción del músculo sin necesidad de realizar movimiento, los segundos consisten en movilizar la articulación una vez que el músculo está caliente.

En definitiva, para obtener del deporte sólo sus ventajas y beneficios es fundamental seleccionar el ejercicio físico que resulte más adecuado para las condiciones del sujeto, así como pactar con el médico su intensidad y duración. No hay que olvidar que en ocasiones existen contraindicaciones absolutas: en general, problemas graves del sistema cardiovascular (están especificados en la Tabla VI, en el anexo). Tampoco conviene ignorar que la reumatología ha llegado a algunas conclusiones bien documentadas (Tabla VII del anexo) sobre la peculiar relación artrosis-ejercicio.

Vale la pena detenerse en dos cuestiones relevantes antes de pasar al siguiente tema. Por un lado, la práctica deportiva de competición en la mujer, que puede ocasionar la aparición de anomalías en el ciclo menstrual, anorexia y períodos más o menos prolongados en los que descienden los niveles de estrógenos. ¿Qué relación tiene este hecho con el tema que nos ocupa? Pues bastante, puesto que la consecuencia directa de estos trastornos puede ser, entre otras, la disminución de la masa ósea.

Por otra parte, un inciso para hablar de las personas mayores. Ellas también deben realizar un ejercicio físico que les ayude a mantenerse ágiles y fuertes, pero la selección de quién puede practicarlo, en qué cantidad y de qué tipo es especialmente delicada en este colectivo, y debe someterse a una profunda valoración por parte del especialista.

En conclusión, y considerando la bondad del ejercicio para la salud en general, y para el aparato locomotor en particular, es responsabilidad de sanitarios, educadores, expertos en educación física, familiares y Administración desarrollar programas adecuados e individualizados de actividad física, como una medida de ayuda a un gran número de personas. Sin riesgos, sin costes farmacológicos, sin complicaciones... Medidas limpias y *ecológicas* que aportan, por si fuera poco, alegría de vivir.

Capítulo VI

¿Cuántos tipos de artrosis existen?

No todas las artrosis articulares son exactamente iguales. Los médicos las diferenciamos en dos grandes grupos, que responden al origen de la enfermedad.

Por un lado, existe la llamada *artrosis primaria*, en la que no se conoce una causa o circunstancia que justifique su desarrollo y que puede ser generalizada (cuando afecta a varias o todas las articulaciones) o localizada (cuando aparece sólo en alguna de ellas). En segundo lugar, se llama *artrosis secundaria* a la lesión en la que se reconocen perfectamente las causas que marcan el inicio del trastorno. En la Tabla IX (anexo) le aportamos un listado de las enfermedades y situaciones que pueden originar artrosis. Un ejemplo muy característico en el caso de la rodilla es la artrosis secundaria a la deformación «en varo» o «en valgo».

Esta anomalía en la forma de las piernas impide que las cargas se distribuyan correctamente, de forma simétrica. Se produce entonces una sobrepresión puntual en alguna zona del cartílago que, a la larga, puede ocasionar un desgaste de éste. (Figura 10).

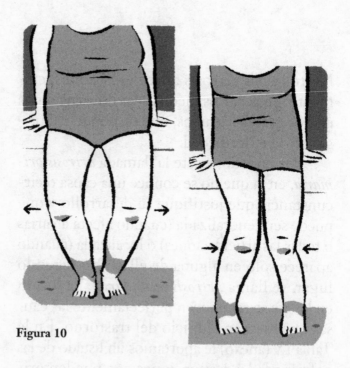

Figura 10

En general, la artrosis puede afectar a cualquier articulación, pero existen unas localizaciones que son más frecuentes que otras.

En la columna vertebral, por ejemplo, el problema suele aparecer en el cuello y en la zona baja lumbar. En cuanto al resto de las articulaciones, las más perjudicadas son aquellas que utilizamos con más frecuencia o que soportan cargas: las de las manos, rodillas, caderas y la del dedo pulgar del pie (Figura 11). Todas ellas, al sufrir el desarrollo de la enfermedad, duelen, pero ése es el tema de nuestro siguiente capítulo.

Figura 11

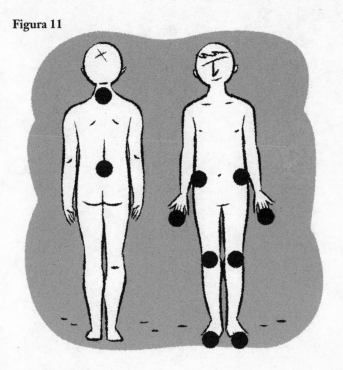

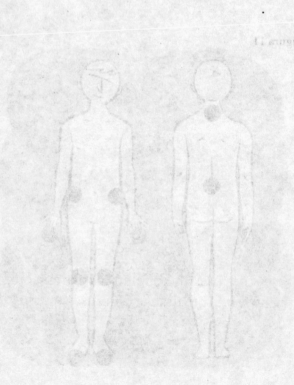

Capítulo VII

Dolor y pérdida de movilidad: los síntomas del proceso

Si hay un síntoma que caracterice el proceso de la artrosis y que preocupe al paciente que lo sufre, ése es, sin ninguna duda, el *dolor*. Su relevancia e influencia en la vida del enfermo es tal, que debe constituir la guía fundamental para determinar el tratamiento adecuado. Es cierto que el dolor es una experiencia subjetiva y cada persona lo experimenta de forma individualizada, pero el médico siempre debe valorarlo desde la percepción del enfermo. Tan importante es ésta que incluso en los ensayos clínicos (Tabla X, en anexo) se considera el dato de mayor interés.

Pero, ¿por qué duelen las articulaciones artrósicas? En realidad, las causas que justifican las molestias pueden ser múltiples y aparecer de forma aislada o combinada. Entre otras se encuentran las proliferaciones o crecimientos anormales del hueso, la presión y fricción sobre la parte de éste que ha quedado expuesta e indefensa con la pérdida del cartílago o las contracturas de los músculos que rodean la articulación (Figura 12). En la raíz de las molestias está también el incremento de la presión en el interior del hueso, la compresión de los nervios que lo rodean y la inflamación de diferentes estructuras, como los ligamentos o la membrana sinovial. Viendo la cantidad de procesos que origina la artrosis en la articulación enferma, lo difícil sería que no existiera dolor, ¿no le parece?

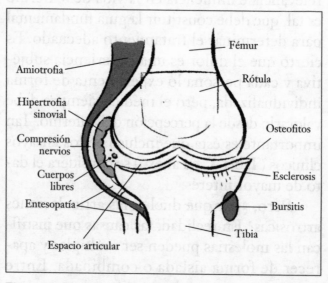

Amiotrofia

Hipertrofia sinovial

Compresión nervios

Cuerpos libres

Entesopatía

Espacio articular

Fémur

Rótula

Osteofitos

Esclerosis

Bursitis

Tibia

Figura 12. Esquema de la rodilla.

Además de las molestias en distintos grados, otra de las características que presenta esta enfermedad es la *pérdida de movilidad* de las articulaciones afectadas. En realidad, esto no es más que una consecuencia de la enorme molestia que produce la puesta en marcha, el funcionamiento y, sobre todo, la carga de la parte enferma. También intervienen en este caso los cambios anatómicos que pueden aparecer en la articulación artrósica. Algunos de ellos son, por ejemplo, los osteofitos (crecimiento anormal del hueso), las contracturas musculares o la formación de tejido fibroso en la cápsula. En este punto, vuelve a ser fundamental la opinión del enfermo. Él es quien mejor puede valorar esa pérdida de movilidad o funcionalidad, así como determinar cuáles de las limitaciones que sufre tienen mayor repercusión e importancia en su vida cotidiana.

Uno de los métodos más utilizado en la actualidad para valorar el dolor y la funcionalidad en un enfermo con artrosis, en concreto de cadera y rodilla, es el desarrollado por el profesor Lequesne. Se conoce como «Índice de Gravedad de Artrosis» y usted mismo puede aplicárselo marcando con un círculo la respuesta que mejor describa su situación actual:

A) Dolor o molestias	Puntuación

Por la noche en la cama:
Ninguno o insignificante 0
Sólo al moverse o en ciertas posturas 1
Sin moverse 2

Duración de la rigidez o dolor por la mañana, después de levantarse:
1 minuto o menos 0
Más de 1 minuto pero menos de 15 1
15 minutos o más 2

Estar de pie durante 30 minutos aumenta el dolor:
No 0
Sí 1

Dolor al andar:
Ningún dolor 0
Sólo después de andar cierta distancia...........1
Poco después de empezar a andar 2

Dolor o molestias al levantarse, después de estar sentado, sin la ayuda de los brazos:
No 0
Sí 1

B) Máxima distancia que camina
Sin limitación 0

Limitado, pero más de un kilómetro..............1
Alrededor de un kilómetro
   (aproximadamente 15 minutos)..................2
De 500 a 900 metros
   (aproximadamente de 8 a 15 minutos) 3
De 300 a 500 metros.....................................4
De 100 a 300 metros.....................................5
Menos de 100 metros 6
Si además utiliza (añadir uno o dos puntos):
Un bastón o muletas.....................................+ 1
Dos bastones o dos muletas ....+ 2

A partir de aquí responda con el número que mejor
   describa su situación actual. Marque un número
   entre 0 y 2 (0-2)

C) Actividades de la vida diaria

¿Puede subir un piso por las escaleras? ....( ) (0-2)
¿Puede bajar un piso por las escaleras? ....( ) (0-2)
¿Puede ponerse en cuclillas? ....( ) (0-2)
¿Puede caminar por un terreno irregular? ...( ) (0-2)

(0 = fácilmente)
(0,5 o 1 o 1,5 = con alguna, bastante, o mucha dificultad)
(2 = imposible)

PUNTUACIÓN TOTAL
(suma de todos los ítems)...........................

En función de la puntuación alcanzada se establecen unos niveles de gravedad. Si el resultado es de 14 puntos o más, la situación es extremadamente grave; entre 11 y 13 puntos, muy grave; entre 8 y 10 puntos grave; entre 5 y 7 moderada; entre 1 y 4, por último, leve.

CAPÍTULO VIII

Las otras consecuencias de la artrosis (sí, todavía hay más)

Ya hemos comentado en el capítulo anterior dos de las consecuencias más importantes de la artrosis: el dolor y la pérdida funcional. Sin embargo, aún no hemos descrito cómo es ese dolor y qué otras consecuencias acompañan la limitación de movimientos. Comencemos, pues.

El sufrimiento que produce la artrosis es una molestia mecánica; es decir, que aparece al utilizar la articulación, especialmente al iniciar el movimiento después de un tiempo en reposo. Las personas que sufren artrosis saben bien cuánto cuesta dar los primeros pasos al levantarse de un asiento y cómo al caminar un poco y *calentar* la articulación, duele menos. Cuando la carga se prolonga porque, por ejemplo, se camina durante un buen rato, el dolor vuelve a aparecer, para aliviarse con el reposo en cuanto nos sentamos. En general, la articulación afectada no suele doler en la cama, salvo cuando la movemos, a no ser que haya un componente de inflamación —ésta se advierte porque está hinchada y caliente—, en cuyo caso, aún sin moverse, pueden sentirse molestias.

Junto al dolor, suele desarrollarse como síntoma frecuente la *rigidez*. Las articulaciones quedan agarrotadas, generalmente, tras fases de inactividad. Lo hacen de una manera moderada y durante un tiempo que no supera los 15 o 30 minutos; esta característica da la pauta para diferenciar la artrosis de otras enfermedades reumáticas inflamatorias, como la artritis reumatoide. En este trastorno, la rigidez supera, en ocasiones con creces, la media hora de duración.

En lo referente a las características de la articulación artrósica, algunas otras consecuencias acompañan a la limitación de movimientos. Una de ellas es la *crepitación*, es decir, el ruido que hace al funcionar (le suena, ¿verdad?); otra, la sensación de inseguridad o inestabilidad articular en la marcha y en otras circunstancias que requieren la carga de la articulación. Cuando todos estos síntomas, fruto de la enfermedad, se combinan y se dan en grandes proporciones, desembocan, en ocasiones, en la incapacidad funcional del paciente. Esta situación es verdaderamente grave: puede llevar al enfermo a la pérdida de su autonomía, haciéndole incapaz de valerse por sí mismo. Esto repercute directamente en su estado de ánimo, provocando problemas de depresión y frustración con bastante frecuencia (Figura 13).

Esta posibilidad nos lleva a valorar algo que cada vez es más importante, justo e imprescindible para el paciente: saber cómo repercute la artrosis en la calidad de vida. A ello, precisamente, dedicamos nuestro próximo capítulo.

Figura 13

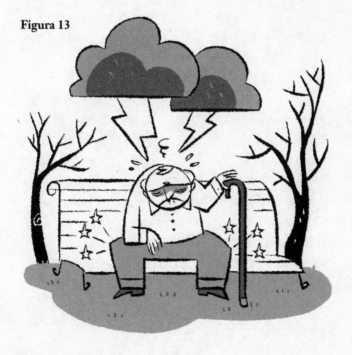

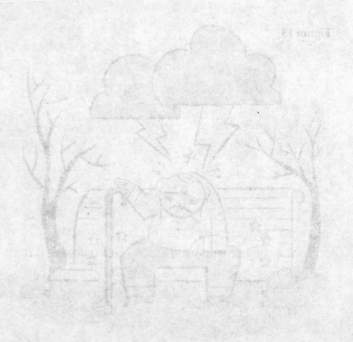

Capítulo IX

La calidad de vida del enfermo con artrosis

¿Qué es la «calidad de vida»? La pregunta, desde luego, admite múltiples respuestas. Es más, probablemente cada cual tiene su propia definición. En realidad plantearnos esa cuestión es tanto como preguntarnos qué es saber vivir. Las múltiples y diversas respuestas vienen dadas por las prioridades personales de cada individuo, los valores culturales o sociales y los intereses económicos o espirituales, entre otras razones.

El doctor Granados, médico reumatólogo con especial sensibilidad y experiencia en el conocimiento del mundo del enfermo reumático, resume los aspectos necesarios para considerar que un paciente goza de una buena calidad de vida de la siguiente manera (Figura 14):

—Nivel económico suficiente.

—Buenas relaciones personales, laborales y familiares.

—Disfrutar de la propia estima (sin duda es más sencillo conseguir este objetivo cuando se cumplen los dos anteriores).

—Gozar de la consideración ajena: aprecio, amistad y amor.

—Tener pleno uso de las facultades intelectuales, y así poder disfrutar de lo que la vida nos puede ofrecer de bello y extraordinario,

Figura 14

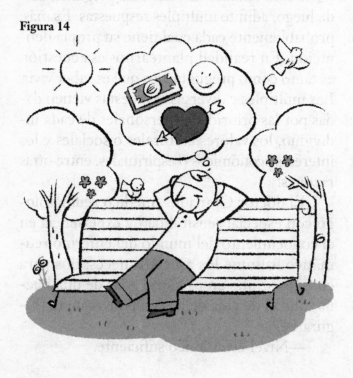

con la capacidad de poder elegir y seleccionar según nuestro propio criterio.

De una forma quizás más sofisticada, pero con un mensaje muy similar, la Organización Mundial de la Salud también se acerca al concepto de «calidad de vida» con estos tres puntos:

—La percepción que cada uno tenga acerca de su posición en la vida viene definida por el contexto social y cultural en el que esté sumergido, así como por sus éxitos, expectativas, su escala de valores y sus preocupaciones.

—Todo lo expresado en el anterior párrafo condiciona la salud física y mental, el nivel de independencia, las relaciones sociales, las creencias personales y la relación con el entorno del individuo.

—El hecho de que una persona se encuentre sana no consiste, exclusivamente, en que no padezca enfermedades. En la salud y la calidad de vida intervienen definitivamente el bienestar físico, mental y social.

Estas consideraciones constituyen, sin la menor duda, un logro importantísimo para el paciente. Distinguen el valor de su participación directa y determinante en la gestión de su salud con el objetivo de conseguir la máxima calidad de vida posible. Las leyes promulgadas por el Estado y las Autonomías reconocen legalmente en nuestro país esa realidad. Ahora hay que pelear duro para verificarla en la práctica.

CAPÍTULO X

Así se hace el diagnóstico

Existen más de doscientas enfermedades del aparato locomotor. Con semejante abanico, si aparece un dolor en los huesos o en las articulaciones, resulta imprescindible realizar un estudio que determine si la causa que lo produce es la artrosis o cualquier otro reumatismo.

Si una persona siente una molestia de estas características, lo primero que debe hacer es acudir a su médico de Atención Primaria. Él se encargará de dar los primeros pasos diagnósticos, determinará la necesidad de hacer estudios complementarios y le enviará al reumatólogo (en caso de que sea necesario) para completar su examen y ponerle en tratamiento. No debe olvidar que el facultativo siempre va a guiarse por la información que el paciente le facilite.

En el caso de la artrosis, los síntomas son, la mayor parte de las veces, tan claros y característicos que incluso puede realizarse un diagnóstico de presunción con su propio relato. Son esos casos en los que el paciente hace afirmaciones del tipo: «Me duelen las articulaciones al inicio del movimiento»; «Las siento como agarrotadas»; «Me calman en reposo y con calor»; «Hay días en los que no puedo moverme, no tengo hinchazón pero sí dolor, incluso algo de deformación». Después de esta conversación con el doctor, se lleva a cabo la exploración física. El médico examinará las articulaciones que producen molestias, verificará la localización de las lesiones, comprobará si existe deformación, valorará el grado de limitación de movimientos y observará si hay, o no, inflamación o derrame articular (es decir, si hay líquido en la articulación).

Todas estas apreciaciones ya pueden ofrecer datos suficientes al especialista para saber si el paciente padece artrosis o no. No obstante, para que el diagnóstico se determine sin ninguna duda, conviene realizar algunos estudios complementarios que revelarán aún más información, determinando, incluso, el grado de afectación de las articulaciones. Entre ellos se encuentra el análisis de sangre, que permite descartar otros procesos reumáticos —fundamentalmente cuadros inflamatorios o de artritis—, ya que en la artro-

sis su resultado es normal, la sangre no se ve afectada, y en las anteriores enfermedades, sin embargo, sí. Las radiografías no permiten visuali-
zar el cartílago, pero sí evidencian las lesiones
que se hayan podido producir en el hueso. Resultan útiles para orientar al médico y al paciente sobre la severidad de la afectación, determinando la necesidad de intervenir quirúrgicamente
si ésta es muy grave. En ocasiones también se
utilizan otras pruebas específicas que completan
el estudio. Es el caso, por ejemplo, de la resonancia magnética nuclear, que permite observar
las lesiones que pudiera tener el cartílago en determinadas zonas, como las rodillas. La artrosis,
en general, no suele presentar inflamación, siendo ésta mucho más característica de otro tipo de
procesos, como la artritis. En los casos de rodilla muy evolucionados, sin embargo, sí se puede
producir esta hinchazón. Conviene, entonces,
realizar lo que llamamos una «punción articular
con aguja» para retirar el líquido. Después podemos visualizarlo directamente y comprobar su
color y consistencia: ver si es amarillo y transparente —lo más habitual—, turbio, purulento
o si tiene sangre. Este líquido proporciona aún
más información al ser analizado al microscopio, así podemos descartar la existencia de otras
enfermedades distintas a la artrosis.

CAPÍTULO XI

Vamos por partes: artrosis en las manos. Ejercicios. Historias de pacientes

Entrar a fondo en la artrosis de las manos requiere, en primer lugar, aprender algo de anatomía. Si se fija en la Figura 15, podrá observar cuáles son los puntos que, con mayor frecuencia se ven afectados por la enfermedad. Se trata de las articulaciones interfalángicas proximales y distales.

Como hemos comentado en anteriores capítulos, tanto la predisposición familiar como la edad influyen de manera determinante en la aparición de este tipo de artrosis, aunque también existen otros factores de riesgo. Determinadas actividades laborales manuales —los trabajos de un agricultor, de una cajera de un supermercado o de una peluquera, por ejemplo— y la realización de ciertas tareas, ya sea por afición u obligación, como calceta, costura, escritura o pintura, requieren un uso abusivo de las articulaciones de los dedos, por lo que, a la larga, pueden favorecer la aparición de esta dolencia.

Figura 15

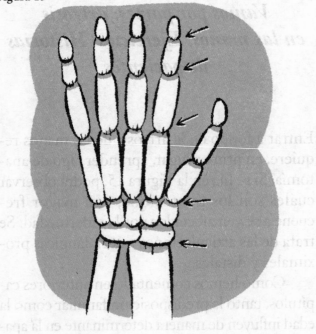

Se trata de una enfermedad muy frecuente que afecta, al menos, al 65% de la población en la cuarta década de la vida. Suele manifestarse siempre de la misma manera: dolores ligeros y cierta rigidez en los movimientos que terminan por desembocar en unos bultillos o nudosidades ligeramente molestos en las articulaciones; aunque, en otras ocasiones, sin embargo, son muy dolorosos durante los primeros meses. Seguro que para usted también son conocidas esas manos deformadas, con un aspecto característico, como la que le mostramos en la Figura 16. A menudo, el problema tiene más connotaciones estéticas que de otra índole, pero, otras veces, los dolores y molestias son tan fuertes que impiden realizar las maniobras propias de la articulación afectada.

Figura 16

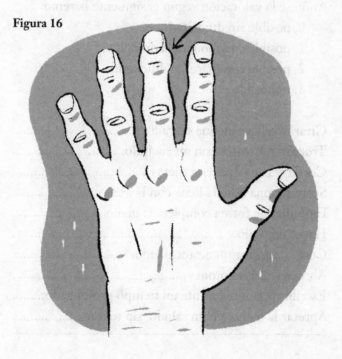

No se pueden coger objetos ni realizar movimientos de presión: las funciones manuales, por tanto, se ven seriamente limitadas.

El test que ofrecemos a continuación puede permitir valorar la gravedad de la artrosis. Lógicamente, a mayor puntuación, más agudo resulta el problema.

ÍNDICE DE GRAVEDAD DE LA ARTROSIS DE MANOS

Anótese la valoración según el siguiente baremo:

0, posible sin dificultad.
1, posible con moderada dificultad.
2, posible con marcada dificultad.
3, imposible.

Girar una llave en una cerradura..................................
Trocear alimentos con un cuchillo.............................
Cortar tela o papel con tijeras.......................................
Sostener una botella llena con la mano........................
Empuñar de forma completa la mano...........................
Hacer un nudo...
Coser o utilizar un destornillador................................
Abrocharse los botones ....
Escribir seguido durante un tiempo prolongado.........
Apretar la mano, en un saludo, sin temor....................

Desgraciadamente, no existen tratamientos preventivos que puedan impedir el desarrollo de artrosis en las manos. Sí podemos poner en práctica, en cambio, algunas medidas que eviten el aumento de la deformación y el dolor, a la vez que mantienen la movilidad de las articulaciones. Entre ellas se encuentran el ejercicio, la rehabilitación y los tratamientos médicos. En general, es conveniente no realizar movimientos bruscos ni forzar las manos —tanto de manera ocasional como habitual, con movimientos repetitivos, como los que se realizan en ocupaciones domésticas o laborales—; esto sólo provocará más dolor y puede incluso agravar las lesiones o hacer que progresen más rápidamente. Aún así, es conveniente no dejar de realizar actividades manuales. Mover las articulaciones facilita la nutrición del cartílago, favorece el mantenimiento de la musculatura y es esencial para no perder la movilidad de los dedos y la muñeca.

Otras recomendaciones también van a contribuir a hacer la artrosis más llevadera. El calor, por ejemplo, alivia las molestias: es muy útil introducir las manos en agua caliente al levantarse y acostarse, o mantenerse más tiempo del habitual en la ducha, dejando que el agua caliente discurra por las articulaciones enfermas. El calor seco como el que proporcionan la parafina y los fangos, tratamientos habituales en centros de rehabilitación y balneoterapia, también son opciones que mejoran la movilidad articular. En los casos de fuerte dolor, el uso de cremas o pomadas antiinflamatorias reducirá notablemente las molestias.

Ejercicios que puede practicar

Mantener ágiles las articulaciones de las manos es el objetivo de estos ejercicios. Con ellos se mueve la muñeca y los dedos, y se estira y fortalece la musculatura del antebrazo.

Piense que la constancia es muy importante en estos casos, por ello esta tabla debe realizarse todos los días sin fallar (y si se puede dos veces, mejor aún). Si tiene molestias al realizar los movimientos, puede hacerlos con las manos dentro de un recipiente con agua caliente, así disminuirá la rigidez. Los ejercicios deben hacerse de manera simultánea con ambas manos. Si la ropa le impide una práctica adecuada, conviene dejar los brazos libres. Para prepararse, el paciente debe estar sentado, con los antebrazos y las manos sobre una mesa.

Ejercicio 1
Levante las manos sin mover los antebrazos.

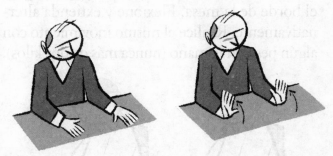

Ejercicio 2
Desplace las manos lateralmente sin mover los antebrazos. Si quiere aumentar la dificultad, ejecute el mismo ejercicio levantando las manos de la mesa, es decir, describiendo un semicírculo.

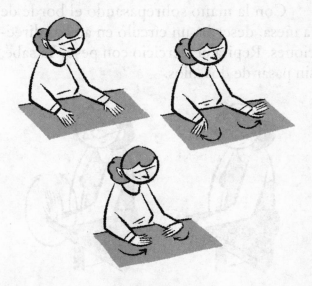

Ejercicio 3

Coloque la mano de manera que sobrepase el borde de la mesa. Flexione y extienda alternativamente. Realice el mismo movimiento con algún peso en la mano (nunca más de dos kilos).

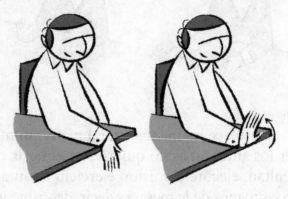

Ejercicio 4

Con la mano sobrepasando el borde de la mesa, describa un círculo en ambas direcciones. Repita el ejercicio con peso. Ya sabe, sin pasar de dos kilos.

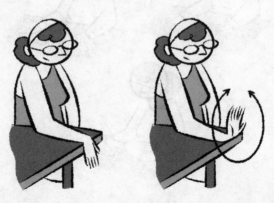

Ejercicio 5

Con la mano sobrepasando el borde de la mesa, efectúe una rotación con el antebrazo (gire la palma hacia arriba). Después rote en sentido inverso (gire la palma hacia abajo). Repita el ejercicio con una botella vacía, cogiéndola por el cuello.

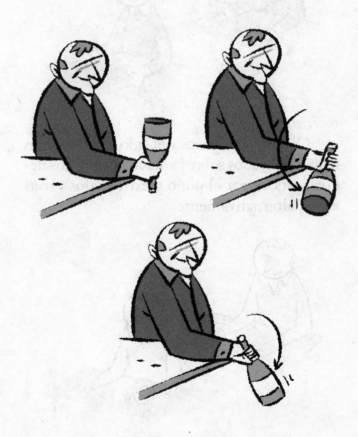

Ejercicio 6

Coloque las manos y los antebrazos apoyados sobre una mesa. Separe los dedos y el pulgar.

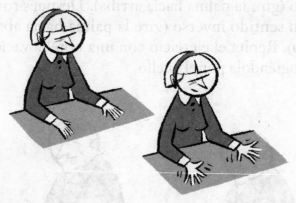

Ejercicio 7

Con los antebrazos y el lado externo de las manos apoyados sobre la mesa, flexione los dedos hasta cerrar el puño y extiéndalos varias veces, alternativamente.

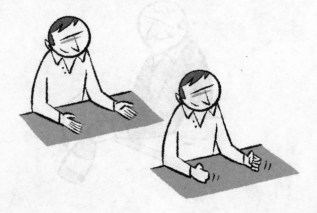

Ejercicio 8

Con los codos apoyados sobre una mesa, las manos abiertas y los dedos extendidos, una el extremo del pulgar con el del índice. Extienda de nuevo. Repita el ejercicio tocando la punta de cada uno de los dedos.

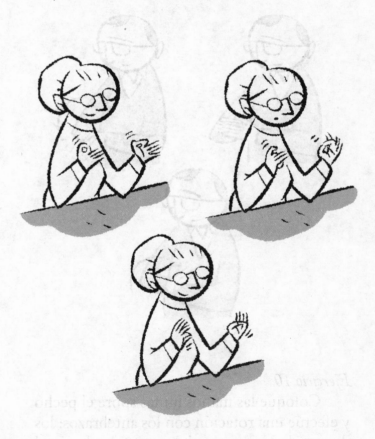

Ejercicio 9

Apoye una mano contra la otra. Sin despegarlas, dirija los dedos hacia el suelo, primero, y hacia el pecho, después.

Ejercicio 10

Coloque las manos juntas sobre el pecho y efectúe una rotación con los antebrazos: los dorsos de las manos deben señalar hacia el pecho; después, debe extender los brazos hacia delante; vuelva a la posición de partida y efectúe los mismos movimientos en sentido inverso.

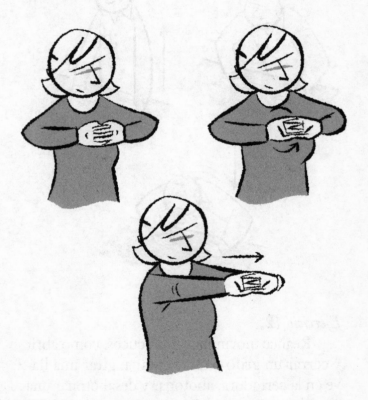

Ejercicio 11

De pie, con las manos giradas hacia adentro y apoyándose en una mesa, realice una flexión de los brazos y vuelva a extenderlos (el pecho debe tocar la mesa al flexionarlos).

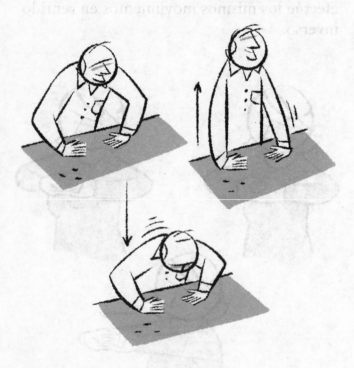

Ejercicio 12

Realice movimientos prácticos, como abrir y cerrar un grifo o una ventana, girar una llave en la cerradura, abotonar y desabotonar una prenda, anudar un lazo, accionar un interruptor, abrir y cerrar una puerta, enroscar y desenroscar una tapa, recoger cerillas o agujas y escribir.

Casos prácticos

La historia de Consuelo

—¡Hola doctor!

Consuelo me saluda con aire jovial y dicharachero un buen día de verano.

—La verdad —me dice— debería estar en la playa porque estoy de vacaciones, pero he aprovechado ahora que tenía tiempo para venir al reumatólogo, pues mire lo que me ocurre.

Consuelo me enseña sus finas manos, con unos dedos suaves y estilizados, y puedo observar cómo algunos de ellos presentan leves deformaciones en las articulaciones periféricas. Ella tiene 57 años y con su tono alegre continúa explicándome:

—Me fueron apareciendo poco a poco, después de que se me retirara la regla. Las primeras deformaciones me dolieron un poco, luego cedió la molestia pero se me quedó el bulto, primero en un dedo, luego en otro... y ya ve cómo tengo estos tres de la mano derecha y estos cuatro de la izquierda; parezco un tamborilero. ¿Qué opina doctor?

Le explico a Consuelo que su problema es una forma de artrosis primaria que, como me relata, suele aparecer en la postmenopausia. Sus deformaciones son nódulos artrósicos que

81

se llaman de Heberdem, los más periféricos, y de Bouchard, el resto.

—Mi abuela y mi madre también los han tenido —continúa relatando mi paciente—, y mi madre algo menos, pero mi abuela tuvo las manos muy deformadas. No tenía mucho dolor, pero sí dificultad para asir los objetos ¿Se me pondrán a mí como a mi abuela, doctor, o hay algo para evitar que eso suceda?

El tipo de artrosis que padece Consuelo tiene, como ella bien dice, connotaciones hereditarias o familiares. Existen algunos medicamentos que alivian sus síntomas pero no hay aún productos que puedan modificar la carga genética. Le explico a mi paciente que el sulfato de glucosamina, el condroitín sulfato o la diacereina son fármacos que pueden aliviar sus dolores. También le interesa hacer movimientos con los dedos, evitar el agua fría y no forzar las articulaciones, por lo que debe intentar no abrir botes o griferías muy recias.

—¿Y esto se puede operar, doctor?

—La verdad es que es mejor no realizar la operación, salvo que las deformaciones sean tan graves que le ocasionen grandes molestias funcionales o estéticas. El problema es que puede volver a reproducirse, y que la intervención puede ocasionar un cierto grado de pérdida de movilidad.

—¿Y puedo ir al balneario?, ¿me van bien los fangos o la parafina?

Todos estos tratamientos que Consuelo me indica son buenos para su proceso y puede tranquilamente realizarlos, ya que, a buen seguro, aliviarán sus molestias. Tal vez este año mi paciente cambie la playa por otro destino en sus vacaciones...

«No puedo coser ni calcetar, lo que a mí más me gusta»

Remedios ha dedicado toda su vida a la familia. Ha trabajado mucho en su hogar, ha criado a sus cuatro hijos, e incluso les ha confeccionado ella misma la ropa durante mucho tiempo (no en vano su madre le enseñó labores de costura).

—Ahora —me dice— visten a lo moderno, pero yo sigo calcetando para los nietos. Les hago ropitas, jerséis y alguna otra cosilla.

Como veo que Remedios puede seguir presentándome a toda la familia, me decido al fin a preguntarle por qué viene a verme.

—Pues a eso voy doctor, le estaba contando lo de la calceta, y es que mire usted lo que me ha pasado, ¿ve la deformación que tengo?

—comenta mientras me enseña la articulación de la base de los primeros dedos de ambas manos—. Y eso no es lo peor, lo que me preocupa es el dolor, que no me deja calcetar, incluso me duele cuando quiero coger algunas cosas.

Examino a Remedios y puedo verificar que lo que sufre es una artrosis trapezo-metacarpiana, también conocida como rizartrosis o artrosis de base de los primeros dedos de ambas manos. La afección es bastante frecuente en la mujer a partir de los 50 años, y, como en el caso de Remedios, el examen clínico evidencia el dolor a la presión y a la movilización de la articulación. Tanto es así que al explorarla, mi paciente no puede evitar exclamar:

—¡Doctor, que vengo para que me cure no para que me provoque más dolor todavía!

Las radiografías muestran claramente la artrosis del primer dedo y de alguna otra articulación de la mano. Le confirmo a Remedios su diagnóstico y trato de explicarle algunas recomendaciones para no forzar su articulación. No tiene por qué dejar su costumbre de hacer calceta, pero tampoco debe pasarse todo el día calcetando o tricotando, como hace actualmente. Para combatir el dolor puede utilizar los analgésicos, como el paracetamol y el sulfato de glucosamina en sobres. Cuando la molestia es muy intensa en este tipo de artrosis, se puede realizar un tratamiento local mediante una infiltración y utilizar algunas medidas de apoyo, como una pequeña férula (Figura 17) que evite el dolor y la deformación.

—Deme todas las soluciones —me interrumpe mi paciente— pues este dolor me trae por la calle de la amargura y tengo que finalizar la ropita de mis nietos.

Figura 17

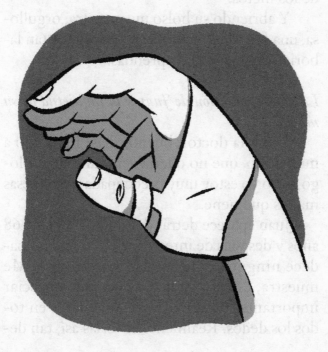

Remedios quedó aliviada de sus síntomas con el tratamiento indicado. Algunos días sufre molestias, pero al menos tiene una mejor tolerancia; además, ha realizado algunos tratamientos con parafina y se pone la férula de forma ocasional. Cuando, al cabo de algún tiempo, vuelve por mi consulta, me dice:

—No se me ha curado, doctor, pero me encuentro mucho mejor. Al menos ese dolor agudo ya no lo tengo. Fíjese si estoy bien que he logrado, poco a poco, terminar los jerséis de los nietos.

Y abriendo su bolso me muestra, orgullosa, una foto de los chicos arropados por tan laboriosas y magníficas prendas.

La despreocupación de Juan y la inquietud de su mujer

—¡Hola doctor, buenos días! Le traigo a mi marido, que no quería venir al reumatólogo, pero yo estoy muy preocupada viendo esas manos que tiene.

Juan aparece detrás de su mujer. Tiene 68 años y después de interrogarle veo que no padece ninguna enfermedad importante. Me muestra, eso sí, sus manos y puedo apreciar importantes deformaciones nodulares en todos los dedos. Realmente el verlas así, tan deformadas a simple vista, impresiona a cualquier profano.

—Mire doctor —me dice él— he venido por su insistencia (y señala a su esposa), para que me deje tranquilo. Desde hace varios años mis dedos se han ido deformando, pero tengo que decirle que a mí no me duele nada.

Mi paciente es pescador y piensa que su problema se debe al intenso trabajo manual que ha realizado. Las manos de Juan están deformes pero indoloras, como suele suceder en algunas artrosis. Él no está preocupado porque puede seguir realizando su trabajo sin problema. Después de la exploración le explico tanto a Juan como a su mujer que, efectivamente, padece una artrosis muy deformante. En muchos casos, como el suyo, se trata más de un problema estético que funcional; a pesar de la gran deformación puede seguir con sus actividades, aunque no hay tratamientos milagrosos para este proceso. Juan me dice que él no quiere tomar ningún fármaco porque no tiene molestias, después se dirige a su mujer:

—¿Ves como esto es artrosis?, si ya lo sabia yo, que también la tuvo mi madre, ¿estás ya más tranquila?

—Alégrese, tiene usted una esposa que se preocupa por su estado de salud, y eso es muy de agradecer —le contesto mientras les despido amablemente en la puerta de la consulta—. Los dos se alejan mientras siguen comentando el problema de sus manos.

Capítulo XII

Cuando la enfermedad ataca a las rodillas. Ejercicios. Historias de pacientes

Esta modalidad de artrosis tiene el dudoso honor de ser la causa más frecuente de dolor en la rodilla después de los 50 años. Diez de cada 100 españoles la padecen y, nuevamente, las mujeres vuelven a ser las principales víctimas del trastorno: en el grupo de población que supera los 60 años, sólo un hombre por cada tres féminas padece el problema. Para complementar la estadística, dos curiosidades más: los estudios realizados sobre grupos de hombres muestran una especial incidencia de la artrosis de rodilla entre los agricultores pero, curiosamente, éstos no refieren dolor ni limitación de la movilidad. «¿Cómo puede ser?», se preguntará el dolorido paciente *urbano*. Lo cierto es que el mejor argumento que se puede ofrecer hace referencia a una mayor tolerancia al dolor. Tal vez estos hombres sean, simplemente, más *sufridos*. Los trabajos realizados con personas por encima de los 80 años, por otra parte, también han puesto de manifiesto cómo, a medida que envejecemos, parece existir un declinar en algunos de los síntomas de la artrosis de rodilla, como por ejemplo, el dolor. Tal vez la menor movilidad propia de esta etapa de la vida justifique estas conclusiones, tal vez la naturaleza humana, tan sabia, disminuya la respuesta al estímulo para sobrellevar mejor los «achaques de la edad».

El dolor, en cualquier caso, es determinante en la artrosis de rodilla. Aparece con frecuencia y en clara relación con la carga y el movimiento. Aumenta si caminamos por terreno irregular, si se suben y bajan escaleras o cuando se permanece en cuclillas o de rodillas. Su evolución suele ser lenta y progresiva a lo largo de los años. Con frecuencia los pacientes sufren un abultamiento en la parte posterior de la rodilla, en la «corva» o hueco poplíteo (dicho más finamente). Éste se produce por la acumulación de líquido sinovial de la rodilla, ocasionando molestias añadidas que en general no suelen ser intensas.

Los perjuicios que origina la artrosis de rodilla disminuyen, además de con el tratamiento, con otras medidas, como el calor y el frío. Aplicar calor de manera local sobre la articulación, relaja la musculatura y disminuye la sensación de dolor. El calor húmedo (con agua caliente) resulta más útil, puesto que eleva más la temperatura subcutánea. El frío, aplicado con una bolsa de hielo, también resulta una buena ayuda en los momentos álgidos de dolor y al finalizar la práctica de ejercicio físico. El propio paciente, según su experiencia, puede comprobar cuál de las dos opciones le resulta más eficaz.

Otro de los conceptos que se debe tener en cuenta en este tipo de artrosis es el de «economía de la articulación». Pues sí, aunque nunca lo haya escuchado antes, la articulación también puede *economizarse*. Su cuidado y administración dependen del propio paciente y, en la medida en que éste la proteja, mejorará su función. Esta idea se refiere, fundamentalmente, a la manera en la que pueden repercutir en nuestras articulaciones ciertos elementos externos de nuestra actividad diaria: cómo nos sentamos, qué posturas adoptamos en nuestro trabajo... Poniendo en práctica algunas recomendaciones, podemos facilitar la descarga de la articulación, por un lado, y reforzar nuestra musculatura, por otro. Son elementos positivos para la artrosis de rodilla, por ejemplo, los ejercicios suaves de gimnasia, la bicicleta, la natación, los asientos altos, estirar las piernas siempre que se pueda, cambiar con frecuencia de postura y utilizar un bastón de descarga si lo precisa —siempre del lado contrario de la rodilla afectada—. Influyen negativamente, por el contrario, la obesidad, caminar con peso, realizar marchas prolongadas, arrodillarse o ponerse en cuclillas, subir o bajar escaleras, dar saltos o giros bruscos y someterse a situaciones que produzcan dolor.

EJERCICIOS QUE PUEDE PRACTICAR

Estos ejercicios son fundamentales en el tratamiento de la artrosis de la rodilla. Contribuirán a disminuir el dolor y a aumentar la funcionalidad de la articulación, así como su capacidad de movimiento. En todo caso, conviene contrastarlos con el médico antes de lanzarse a practicarlos; él podrá matizar esta tabla genérica en función de las necesidades y limitaciones particulares de cada caso. Los ejercicios deben realizarse lentamente, repitiéndolos de manera progresiva. No conviene fatigarse, y es aconsejable descansar entre movimiento y movimiento durante el tiempo necesario. Pero hay que recordar, una vez más, que la constancia es fundamental para conseguir el objetivo, por ello deben realizarse al menos, una vez al día.

Ejercicio 1

Caliente las rodillas con ejercicios isométricos, es decir, contrayendo los músculos pero sin mover la articulación.

Ejercicio 2

Tumbado boca arriba en el suelo, con las rodillas flexionadas, lleve alternativamente una rodilla y otra al pecho. Utilice las manos para ayudarse.

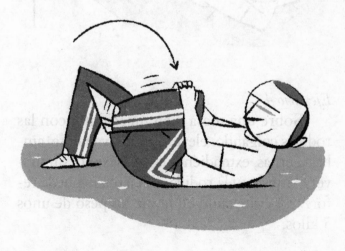

Ejercicio 3

Tumbado boca abajo, flexione la rodilla y trate de tocar con el talón la nalga del mismo lado. Si es posible, repita la acción movilizando algo de peso (como en la figura); en este caso, deberá mantener las pantorrillas en el aire, sin apoyarse en la superficie.

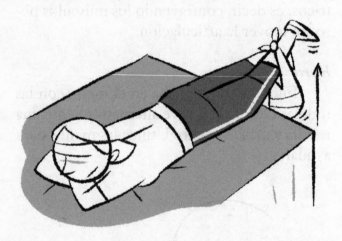

Ejercicio 4

Sobre una mesa o en un asiento, con las rodillas colgando, eleve, alternativamente, ambas piernas, extendiéndolas al máximo, sin mover el muslo ni la rodilla. El ejercicio puede reforzarse colocando en el pie un peso de unos 5 kilos.

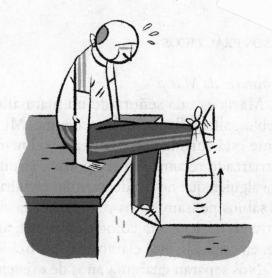

Ejercicio 5

Practique bicicleta estática. Los ejercicios acuáticos también son beneficiosos.

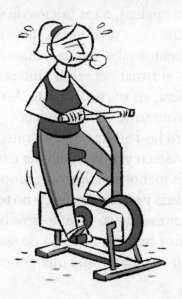

Casos prácticos

La historia de María

María es una señora de un maravilloso pueblo gallego llamado Pontedeume. Mi paciente está curtida entre la tierra y el mar, el matriarcado rezuma por sus poros y es difícil para alguien que no sea del terruño escudriñar sus sabios pensamientos y su ajetreada vida. Entra en mi consulta como despistada, aunque, en realidad, está claramente analizándome. Nos separan cuarenta años de existencia pero aún así puedo adivinar que María me examina valorando qué posibilidades tiene de que este galeno le mejore sus males. Está tan acostumbrada al análisis, a los juicios de valor por cosas sencillas pero profundas, que en los primeros momentos sabe si somos dignos de confianza. Tras el ritual del saludo me centro, como ella espera, en sus problemas. Así es como empieza a contarme sus dolencias.

—Tengo las rodillas que no me dejan caminar, me duelen y al final del día *estou que no me teño*. Mis manos se adormecen, sobre todo por las mañanas y por las noches, y no tengo *tiento* —dice expresando su falta de sensibilidad—.

Seguimos luego hablando de sus cosas y poco a poco va dejándome que penetre en su mundo y en su casa. Me explica lo de su huerto, las patatas, los repollos, las judías que ella planta y recolecta. María tiene casa y vida, como se suele decir; a pesar de sus años se mantiene muy activa y cuida a su marido enfermo. Le preocupa este dolor y este adormecimiento que tiene porque teme que le impida seguir con sus tareas. Al examinarla veo claramente el origen de sus molestias porque las articulaciones de sus manos y rodillas están deformadas. Tiene signos evidentes de artrosis: sus rodillas están hinchadas, crepitan al moverlas y no las puede flexionar. Las radiografías no sólo ratifican mis sospechas, sino que demuestran que están aún más deterioradas de lo que yo había imaginado. Los hormigueos de sus manos son el resultado de la compresión de un nervio en las muñecas. Se trata del nervio mediado, y ocasiona esa pérdida de sensibilidad a la que ella se refiere. El examen que le he pedido, un electromiograma, lo confirma. La prueba es un estudio eléctrico de la conducción de las fibras nerviosas, que detecta en qué lugar está comprimido el nervio. Sólo conociendo a María uno puede llegar a comprender cómo con unas rodillas tan deterioradas, con tanta artrosis, sin casi espacio articular, aún puede moverse: es su voluntad, su lucha, su entereza, que le han acompañado toda su vida para sacar adelante a su familia. Mi paciente es de las que piensa que no vence la tempestad, sino el desánimo y la falta de voluntad. Ella camina contra viento y marea, contra la artrosis, contra el desgaste articular...

—María, sus rodillas pueden ser intervenidas. Es posible hacer un recambio, poner una prótesis.

—Bueno, usted póngame tratamiento y luego ya veremos.

Le punciono sus rodillas y extraigo una importante cantidad de líquido (se produce por el roce de los huesos). Después le aplico un tratamiento local de ácido hialurónico, un producto que hace más fluida la articulación y mejora su función. Con una inyección local de corticoides trato el adormecimiento de sus manos

—Pero —le explico— aquí sí que debe pensar en operarse cuanto antes.

Finalmente le receto algunos analgésicos y antiinflamatorios para combatir el dolor.

Volví a ver a María algún tiempo después de aquella consulta.

—Estoy mucho mejor, mis rodillas han mejorado y puedo hacer con más facilidad las labores de mi huerto. Mis manos, en cambio, continúan dormidas, así que he decidido, finalmente, operarme. Lo que no tengo tan claro es lo de la intervención de las rodillas.

Ahora mi paciente sigue viniendo a consulta de forma periódica, pongo tratamiento a sus rodillas y ella se siente aliviada por una temporada. Me alegro de poder ayudarla pero tengo que reconocer que, aunque mis remedios contribuyen a su mejoría, es su fortaleza, su voluntad de seguir adelante, de surcar a toda vela los mares de la vida lo que la mantiene en pie. Sólo conociéndola uno puede llegar a comprender cómo se pueden superar las dolencias. Toda una lección de medicina.

Haciendo el Camino de Santiago

Roberto vive en Madrid, y hace años que tenía una promesa sin cumplir: su hijo había estado gravemente enfermo y se había comprometido a recorrer a pie el Camino de Santiago si lograba curarse. Era su manera de hacer constar al Apóstol su gratitud.

—La verdad es que todo fue perfecto hasta casi el final. El camino fue alegre, agradable, lleno de descubrimientos, gentes, sentimientos, paisajes... Tuve la sensación de reencontrar la paz alejado de ruidos, teléfonos y obligaciones laborales. Incluso me sorprendió cómo, después de tantos años sin hacer grandes caminatas, aguanté tan bien el recorrido. Sin embargo, he tenido un pequeño problema. Comenzó en Ponferrada y se agravó en las montañas de Piedrafita. Mientras las bajaba, empecé a notar dolor en mi rodilla derecha. Al principio era algo leve, pero luego la cosa fue empeorando. Por las mañanas me dolía al empezar a caminar; después mejoraba, pero al final del día me sentía peor. No tengo agarrotamiento ni bloqueo, simplemente me duele la cara interna de la rodilla y mire usted, la tengo como inflamada, no me puedo ni tocar en esta zona.

Me sorprendo al ver a Roberto cojear al levantarse. Al examinar su rodilla veo que tiene buena movilidad y no está hinchada, aunque se aprecia claramente, en la zona que él me señala, una inflamación local. Se trata del lugar que corresponde a los tendones de los músculos que nosotros denominados «de la pata de ganso»: el semimembranoso, el semitendinoso y el sartorio. En dicho lugar hay unas bolsas sinoviales que sirven para facilitar el deslizamiento. La gran caminata que ha realizado Roberto ha forzado e inflamado ligeramente estos tendones, aunque las radiografías confirman que no existe lesión en el hueso.

—No hay artrosis Roberto —le tranquilizo—, voy a recetarle un antiinflamatorio oral y una pomada local. Ahora que ha finalizado su esfuerzo, todo volverá a la normalidad. Si no fuera así podemos ampliar el tratamiento con fisioterapia, y si aún así persiste el problema, realizaríamos un tratamiento local en la bolsa tendinosa hasta que se recupere del todo.

Roberto se despide preguntándome si alguna vez he hecho el Camino de Santiago a pie.

—No, no he tenido la suerte ni la voluntad de realizarlo aún, pero es algo que tengo en mente.

—¡Es maravilloso, doctor!, podría contarle mil anécdotas. Se conoce gente entrañable y lugares preciosos, pero lo más importante es el contacto entre las personas. En el Camino uno entabla relación con la vida que le rodea y con su propio interior. Se lo recomiendo.

Roberto me enseña sus pies con lesiones de ampollas y roces mucho más importantes que la tendinitis de su rodilla.

—Esto ya no se lo consulto —me dice— porque sé de lo que es y cómo curarlo. Haga el Camino doctor, merece la pena.

Observando lo bien que Roberto encara sus males y su desbordante alegría, creo que la experiencia de realizar el Camino de Santiago debe de ser algo grande. Tanto que me están dando ganas de animarme...

«Jugando al fútbol con mis nietos»

Manuel tiene 68 años y una extensa familia, no en vano ha tenido 4 hijos.

—En los veranos todos vuelven a la casa familiar —me cuenta cuando viene a verme a la consulta—, pero verá, doctor, no vienen solos, vienen con sus hijos, es decir mis nietos. Los hay de todas las edades y son maravillosos, ahora mismo hay siete en casa. Como somos tantos organizamos hace una semana un partido de fútbol, al que yo, por supuesto, me apunté el primero. Verá, les metí un golazo, pero soy zurdo y desde entonces no puedo apoyar la rodilla izquierda, y además la tengo hinchada. Ya sé que la culpa es mía por someterla a estos trotes, pero, en fin, si puede hacer algo para calmarme el dolor, se lo agradezco.

Examino tranquilamente a Manuel y puedo comprobar que efectivamente su rodilla está hinchada y dolorosa. Presenta un ligero derrame articular (vamos, que tiene líquido en su interior) y su flexión resulta algo limitada. El estudio radiológico muestra la existencia de una ligera artrosis y la presencia de algún condroma en la articulación. Se trata de pequeñas calcificaciones cartilaginosas, como lentejas, que pudieran ser el motivo, junto a su artrosis, de que su rodilla se hinche y le duela al realizar una sobrecarga como la que tuvo lugar durante el partido de fútbol. Se lo explico y le indico que voy a pincharle su rodilla para analizar el líquido sinovial, ver si es inflamatorio o simplemente mecánico, producido por el roce. Además así podré verificar si hay algún cristal de ácido úrico o de pirofosfato de calcio, que también pueden ocasionar inflamación.

Al realizar la prueba extraigo unos 10 centímetros cúbicos de líquido sinovial amarillo y transparente. Lo examino al microscopio y aprecio que es un fluido mecánico, hay pocas células y no tiene ningún cristal en su interior. Manuel queda muy aliviado después de la extracción ya que tal cantidad de líquido le impedía mover la rodilla correctamente.

—Manuel, voy a recetarle algunos medicamentos para el dolor y la inflamación. Es necesario que repose algunos días. No hace falta que se meta en la cama, simplemente evite sobrecargar su rodilla. En los próximos quince días no se esfuerce con grandes caminatas ni esté mucho tiempo de pie, y, por favor, no juegue al fútbol. No se preocupe, podrá volver a jugar, aunque le recomiendo que sea de portero, o incluso de árbitro. Lo de hacer de centro izquierda con los nietos mejor olvidarlo, piense que ellos corren, chutan fuerte y resulta difícil emularlos.

Manuel me escucha y asiente. Le recomiendo unos ejercicios de mantenimiento para sus rodillas, así como la práctica de natación, antes de despedirle.

Algunos meses después vuelvo a ver a mi paciente. Se encuentra muy bien y no le ha vuelto a molestar su rodilla.

—Lo del fútbol ya lo he olvidado, ahora me dedico a otros juegos en los que también participan mis nietos. A los bolos y a la rana sigo siendo el primero.

Capítulo XIII

La afectación de la cadera. Ejercicios. Historias de pacientes

Mencionar este tipo de artrosis requiere realizar una aclaración previa. Cuando hablamos de cadera, estamos haciendo referencia a la articulación coxo femoral, es decir, la que une nuestro fémur, el hueso que forma el muslo, con una cavidad que hay en la pelvis, llamada cotiloidea (Figura 18). Algunas personas confunden la zona de la cadera con la región lumbar y, evidentemente, son dos cosas completamente distintas.

La cadera es una articulación sometida a gran movilidad; gracias a ella caminamos y nos sostenemos, por eso la artrosis en esta zona es especialmente incapacitante: impide la movilidad y merma la autonomía personal. La acción en la que la cadera desarrolla su mayor actividad es la marcha. Al caminar se producen dos tipos de fuerzas mecánicas: por un lado, las de presión sobre la superficie de la articulación; por otro, las de fricción, a causa del desplazamiento, de esas superficies entre sí.

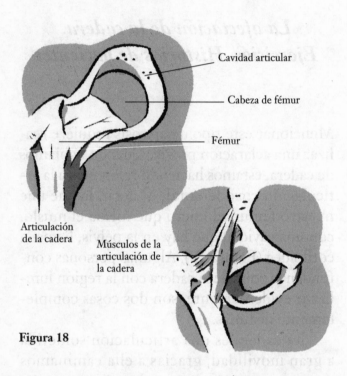

Cavidad articular

Cabeza de fémur

Fémur

Articulación de la cadera

Músculos de la articulación de la cadera

Figura 18

Tres de cada 100 personas menores de 50 años sufren artrosis en la cadera, lo que los médicos denominamos coxartrosis. La cifra asciende hasta porcentajes situados entre el 3,5 y el 5,6% a partir de esa edad. Otro dato importante es que hasta un 45% de estos enfermos tiene afectadas las dos caderas.

El síntoma fundamental de la enfermedad es el dolor, un dolor que se produce en la ingle de manera ocasional y leve, al principio, y que suele manifestarse al andar —con el inicio de la marcha—, al estar de pie quietos durante un tiempo, al sentarnos o al parar de caminar. La molestia se irradia, en ocasiones, más allá de la ingle. Se siente, entonces, en la parte anterior del muslo y llega hasta las rodillas con tal intensidad que parece que juega a despistarnos. Otras veces, la rigidez de la articulación modifica la marcha y la posición al estar de pie de la zona lumbar, por lo que el dolor alcanza la zona posterior de la pelvis, es decir, la zona glútea. El enfermo, en cualquier caso, cojea al caminar y es frecuente que llegue a la consulta explicando sus limitaciones: «Doctor, no puedo caminar», «Me duele la pierna de la ingle a la rodilla», «Estoy cojo de esta pierna». La función se deteriora de tal manera que actividades cotidianas, como ponerse los zapatos, las medias o los calcetines, girar, agacharse o cruzar las piernas, resultan muy dificultosas («no puedo recoger las cosas del suelo», «antes podía sentarme y cruzar las piernas, pero ahora no»). Poco a poco, esa limitación del movimiento se manifiesta más claramente e impide caminar, e incluso mover la pierna al estar parado. El dolor se va incrementando, ya no se produce sólo con la marcha, sino que aparece en reposo o al mínimo intento de desplazar la extremidad o separarla del cuerpo. La atrofia muscular provocada por la falta de uso comienza a notarse en la pierna y llega un momento en que el paciente no puede dar un solo paso a causa del intenso dolor que le crea el simple apoyo o el mínimo movimiento.

Antes de llegar a esta situación, sin embargo, se puede hacer mucho por evitarlo. Nuevamente, será el propio afectado —con ayuda de su reumatólogo, por supuesto— quien esté en mejor posición para jugar la partida contra su propia enfermedad.

Del mismo modo que en la artrosis de rodilla, resulta esencial también en la de cadera, poner en marcha el «programa de economía de la articulación». Hay que evitar la actividad excesiva o inadecuada de ésta, así como la sobrecarga —no olvide aquello de la obesidad y sus riesgos—, corregir precozmente lo que conocemos como dismetrías, es decir, la diferencia de longitud de las extremidades inferiores, mediante alzas del calzado, y utilizar bastón siempre que sea necesario. Recuerde que éste para que sea una ayuda efectiva, debe colocarse en la mano contraria a la de la cadera afectada y estar situado a la altura de la muñeca cuando el sujeto esté de pie. «¿Un bastón?» se preguntarán algunos pacientes. Es cierto que aprender a caminar con él, al principio, no resulta sencillo y que algunas personas lo perciben como «síntoma» de vejez. Hasta tal punto avergüenza en ocasiones el hecho de utilizarlo que algunos pacientes llegan a la consulta con un paraguas a modo de muleta, evitando así preguntas de amigos y vecinos («pero, ¿qué te ha pasado?», «¿te has roto algo?», «¿tú con bastón?»). Para estos queridos *interrogadores*, una sencilla enseñanza: las preguntas repetitivas sobre un estado de salud ya conocido pueden resultar molestas y cansinas para el que tiene que responder. Piensen los enfermos, por otra parte, que la artrosis, como otros procesos en la vida, puede significar un leve tropiezo en nuestro discurrir, aunque también podemos remediarlo.

A la hora de enfrentarse a la artrosis de cadera, resulta importante tener en cuenta algunas medidas:

—Utilice asientos altos: olvídese de los sofás mullidos en los que uno se queda hundido y resulta difícil levantarse.

—Ponga barras de pared en el baño, en las que pueda sujetarse o apoyarse.

—Evite las escaleras y permanecer de pie firme.

—Camine sin llevar peso y siempre por buen terreno, distancias cortas y a un ritmo que no aumente el dolor.

—Utilice un calzado cómodo y almohadillado.

—Realice ejercicios de movilización y flexibilización articular, así como para potenciar la musculatura. (Más adelante recomendamos algunos).

Los fisioterapeutas y médicos rehabilitadores también utilizan algunas terapias que resultan efectivas para el paciente con artrosis de cadera; entre ellas se encuentran el uso de calor profundo, que produce un efecto analgésico, a través de ultrasonidos, onda corta y microondas, y la llamada hidroterapia. Se trata, esta última, del uso del agua como tratamiento. Las aguas termales han demostrado su eficacia para disminuir el dolor y la limitación funcional gracias al efecto beneficioso de la temperatura y la reducción del peso corporal dentro del agua. Sumergido en una piscina, nuestro cuerpo no pesa y los desplazamientos se realizan sin dificultad, circunstancia ésta, especialmente favorecedora para el problema que nos ocupa.

Regresando al suelo, no conviene ignorar el uso de técnicas de manipulación asistida por parte de fisioterapeutas. Recibe el nombre de cinesiterapia y contribuye a que se mantenga la función de la cadera con más facilidad durante mayor tiempo.

EJERCICIOS QUE PUEDE PRACTICAR

Es importante que realice los movimientos de manera progresiva, sin forzar la articulación. Los deportes de apoyo que pueden ejecutarse deben evitar la sobrecarga, por eso son recomendables la natación y la bicicleta. Antes de comenzar a practicar la tabla, conviene calentar la zona: le servirá de gran ayuda en esta labor el uso de calor superficial, como por ejemplo una bolsa de agua caliente o una manta eléctrica.

Ejercicio 1
Tumbado boca arriba, sobre una superficie dura, realice movimientos de separación y aproximación de las piernas sin apoyarlas en el suelo.

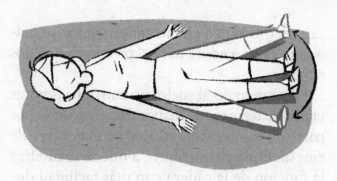

Ejercicio 2

Tumbado boca arriba, con las rodillas flexionadas y los pies apoyados en el suelo, cru-
ce una pierna sobre la otra y gire la pelvis y la
cadera hacia un lado y hacia el contrario.

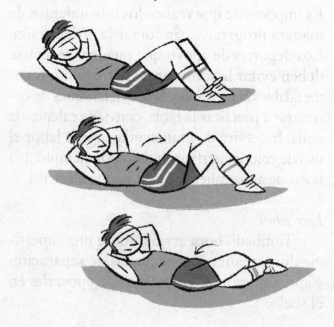

Ejercicio 3

Tumbado boca abajo, y sin flexionar la rodilla, eleve la pierna. Repita con la otra extremidad.

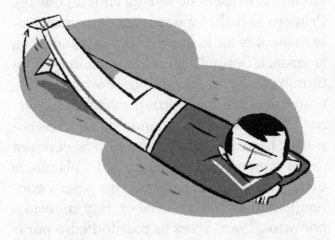

Ejercicio 4

Tumbado boca arriba, aproxime la rodilla a la cabeza, alternativamente, con una pierna y otra.

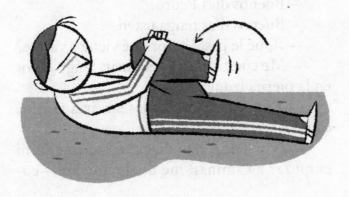

Casos prácticos

El agricultor que no podía ir de paseo

Pedro es un agricultor que disfruta de su jubilación después de setenta años de trabajo. Primero se dedicó a una labor eminentemente manual (y así lo atestiguan sus manos) con la azada, la horquilla, el arado romano... En los últimos tiempos, en cambio, se sirvió de distintos utensilios mecánicos para realizar las faenas. Ahora sigue disfrutando de aquellas cosas que han dado significado a su vida, el verdor de los campos, el crecimiento de las plantas, el maíz, el trigo o las patatas y sus paseos contemplando las tierras de labor, hoy cultivadas por otros. Pocas veces ha pasado Pedro por la consulta del médico, tanto es así que es hoy, a sus 86 años, cuando acude por primera vez al «especialista de los huesos» como él me llama.

—Buenos días Pedro.

—Buenos días tenga usted.

—¿Qué le pasa?, ¿por qué viene a verme?

—Me cuesta mucho caminar, tengo dolor en la pierna izquierda.

—¿No puede usted pasear, ir a ver los campos?

—No señor, hay días que no puedo ni empezar a caminar, me duele mucho —comenta señalando la parte de la pierna que va desde la ingle a la rodilla—, otras veces incluso me cuesta levantarme de la silla. Si con gran esfuerzo y dolor consigo dar algunos pasos, se me pasa, pero en cuanto avanzo algo más ya empiezo a cojear y tengo que pararme. Pasear y ver los campos es lo que más me gusta y me distrae, por eso esto me supone un verdadero trastorno, ¿cree que puede ayudarme?

Pedro se tumba en la camilla y puedo apreciar, al examinar su pierna izquierda, que el cuádriceps, el músculo que va de la rodilla a la ingle, esta muy atrofiado. Su cadera izquierda también está muy limitada, apenas puede moverla y cuando lo hace siente un dolor intenso. Después de realizarle un estudio radiológico, confirmo mis sospechas.

—Pedro, la cadera tiene una importante artrosis, un desgaste de articulación. La única solución a su problema es la quirúrgica. Se trata de sustituir su cadera gastada por una nueva. Le colocaremos una prótesis, una cadera artificial.

—Pero doctor, ya tengo muchos años, me da miedo operarme. Si hay otra manera de aliviar el dolor, prefiero esperar, al menos por el momento.

Como Pedro no ha tomado hasta ahora medicación confío en que los analgésicos y algún antiinflamatorio sirvan para ir aliviando sus molestias. Mi paciente se despide confiando en que los fármacos que le he recetado hagan su efecto. También me promete pensar lo de la operación y ponerme al corriente si cambia de opinión. Por su familia he sabido, algo más tarde, que efectivamente los medicamentos aliviaron sus molestias. En reposo ya no tiene dolor. Algunos días, ayudado de un bastón, da aún sus pequeños paseos y revive contemplando la naturaleza. Esto es lo que hace que todavía siga meditando lo de su posible intervención.

La cojera de Purificación

La lluvia se deslizaba suave por la cristalera de mi consulta, dando fe de que el invierno aún tardaría en marcharse. Al abrirse la puerta, entró la primera paciente de la mañana. Purificación se balanceaba en cada uno de sus pasos con una evidente cojera, la expresión de su rostro reflejaba de manera transparente el intenso dolor que le producía caminar. Me saludó y se sentó con cierta dificultad. Me bastó esta primera impresión para intuir que su cadera tenía que estar en muy mal estado.

—¿Desde cuándo padece usted este dolor y esta cojera?

—Verá doctor, tengo 65 años y este dolor comenzó hace aproximadamente dos. Desde el principio me hizo cojear, pero lo peor es que, poco a poco, fue volviéndose más intenso. Fui al médico de cabecera y me recetó varios medicamentos —continúa mientras me enseña múltiples cartoncillos con nombres de analgésicos, antiinflamatorios y tranquilizantes—. Ninguno de ellos calmó mis molestias y el dolor que sentía era tan tremendo que acudí a un curandero. Él me hizo emplastos y me dio diversos mejunjes, pero tampoco sirvieron de nada. Así que aquí sigo, con este maldito dolor que no me deja casi caminar. Ha llegado a tal punto que ahora, incluso en la cama, siento la molestia.

Comprendí claramente que Purificación estaba desesperada. La examiné y pude comprobar cómo el intenso dolor que padecía surgía de su cadera derecha. Además tenía una gran falta de movilidad. Ella portaba un amplio estudio radiológico que hacía evidente el severo grado de artrosis que sufría: no había ya espacio articular y la cabeza de su fémur estaba totalmente destruida. Purificación padecía una grave coxartrosis o artrosis de cadera.

Le expliqué que su solución era, necesariamente, quirúrgica. Debía colocarse una prótesis, una cadera artificial.

—Purificación, voy a suministrarle tratamiento para el dolor, pero lo más importante es que acuda al cirujano ortopeda para realizarse la intervención. Gracias a ella podrá volver a caminar y ya no tendrá dolor.

A los pocos meses de esta primera consulta, he vuelto a ver a mi paciente. La he reconocido al entrar en la consulta y la expresión de su cara había cambiado totalmente. Su alegría y satisfacción eran evidentes, había vuelto a caminar y ya no padecía dolor.

—Verá doctor, es cierto que la operación fue algo dolorosa, pero la verdad es que ya ni me acuerdo porque ¡al fin he conseguido librarme del dolor!

Ahora Purificación lleva una vida perfectamente normal y no precisa de ningún medicamento.

Capítulo XIV

Artrosis en la columna cervical. Ejercicios. Historias de pacientes

¿Sabía usted que nuestro cuello puede llegar a realizar más de setecientos movimientos cada hora? No, no es una exageración, de hecho, esta zona anatómica, situada entre la zona posterior de la cabeza y el inicio de la espalda, es la parte del esqueleto que más se mueve. Si no lo cree basta con que haga recuento: las cervicales participan en gestos tan sencillos como asentir o negar, están involucradas en la expresión de júbilo y tristeza, en la risa y en el llanto, colaboran en la posición y orientación de nuestra cabeza y nos permiten mirar en todas las direcciones: arriba, abajo y a cada uno de los lados. No es de extrañar que al cabo de una jornada laboral de ocho horas, una persona mueva el cuello ¡5.300 veces! Tampoco, observando la tremenda actividad de esta zona, que el 70% de la población haya acudido alguna vez a su médico por sufrir dolor en las cervicales. La molestia, en muchas ocasiones, no se presenta sola, sino que viene acompañada de sensación de inestabilidad, dolor de cabeza y contracturas que impiden mover el cuello.

La llamada columna cervical es una de las estructuras más complejas de nuestro organismo (Figura 19). Está formada por siete vértebras superpuestas. La primera de ellas, pegada a la base del cráneo, se denomina

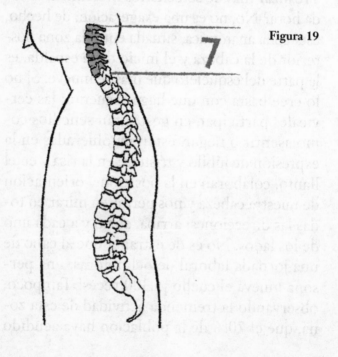

Figura 19

«Atlas» en recuerdo del gigante de la mitología griega que soportaba el globo terráqueo sobre su cuello. La segunda, «Axis», está formada por un eje sobre el que gira la anterior. La especial forma de ambas, en cualquier caso, es lo que hace posible la gran amplitud de movimientos del cuello.

Todas las cervicales se unen entre sí gracias a pequeñas articulaciones y a unos discos cartilaginosos que hacen la función de almohadillas o amortiguadores. Alrededor de toda esta construcción se sitúan tendones, ligamentos y músculos que dan estabilidad a la zona. Pero la columna cervical, además, puede tener gran repercusión en el sistema nervioso e incluso en el cerebro. Las vértebras que la forman tienen un orificio justo en el centro, a través del cual discurre la médula espinal. De ésta, precisamente, parten unas finas estructuras que luego se diseminan por los brazos: son los nervios periféricos, encargados de conducir los estímulos nerviosos, las órdenes del cerebro a los músculos y las sensaciones, como el frío o el calor. Otros finos canales, por último, atraviesan también las cervicales, por ellos se extienden las arterias que llevan la sangre hasta el cerebro. Como puede comprobar, amigo lector, la anatomía del cuello es de gran importancia, aunque aún lo es más su función.

«*Ya, pero, ¿qué pasa cuando aparece la artrosis?*» se preguntará. Pues bien, al desarrollarse la enfermedad, las estructuras que sufren son los discos, o almohadillas, y las articulaciones que se sitúan entre las vértebras. Deformación, dolor, contracturas musculares, limitación del movimiento del cuello e, incluso, en casos extremos, compresión de las estructuras por las que discurren los nervios y los vasos sanguíneos antes mencionados, son algunas de las consecuencias del problema. Aún así es muy importante tener un dato en cuenta: muchos dolores cervicales no son debidos a la artrosis, sino que pueden aparecer como consecuencia de contracturas musculares o distensiones de ligamentos ocasionadas por posiciones inadecuadas o movimientos bruscos del cuello.

«*¿Y cómo se puede diferenciar un caso de otro, entonces?*» seguirá pensando usted. El principal síntoma de la artrosis es el dolor. Éste suele manifestarse al levantarnos por la mañana y mover el cuello, incluso durante el día, cuando en el trabajo tratamos de girar la cabeza o flexionarla. En ocasiones también se puede sentir como una crepitación, un roce, una sensación similar al desplazamiento de una lija, cuando se realiza un movimiento. Si el problema se agudiza, con el tiempo puede llegar a bloquear las cervicales e impedir que el cuello se mueva. Si además los nervios periféricos (aquellos que salían de la médula hacia los brazos) se comprimen, el dolor o una sensación de adormecimiento se extiende por las extremidades superiores, llegando hasta los dedos de las manos. Cuando la compresión es muy severa, es posible que, incluso, se produzca pérdida de fuerza en el lado afectado. En aquellos casos en que la artrosis es muy avanzada, los canales por los que discurren las arterias, se estrechan. Entonces el flujo sanguíneo no llega de manera adecuada al cerebro, por lo que se pueden producir mareos o caídas.

Viendo las consecuencias que puede llegar a tener en los casos más graves la enfermedad, es fácil comprender la necesidad de diagnosticarla cuanto antes. Para conseguirlo resulta imprescindible la visita al reumatólogo. Él le realizará una profunda entrevista y algunas pruebas con las que podrá saber, a ciencia cierta, qué grado de artrosis padece.

«Bueno, y una vez diagnosticado, ¿qué?» seguirá (y con razón) preguntándonos. Pues desde luego, y sin ninguna duda, lo primero que pide el paciente es que aliviemos su dolor. En general éste suele ser fruto de la contractura muscular y ésta no es más que una actitud de defensa ante una lesión. Imagínese que tiene algún tipo de molestia en la mano, algo que le quema o le pincha. De forma instantánea su organismo responderá ordenando a los músculos que se contraigan y retiren la extremidad. Cuando existe algún tipo de daño en las cervicales, la respuesta es exactamente igual, y el organismo produce un fenómeno reflejo de defensa que se traduce en una contractura. Para luchar contra ella y el dolor que produce utilizamos, respectivamente, relajantes musculares y analgésicos.

El reposo, hasta que los síntomas mejoran, con el apoyo de calor local, resulta muy efectivo para el paciente. Si, además, existe una hernia discal, un pinzamiento o la compresión de algún nervio, entran en juego los antiinflamatorios y el uso, durante algún tiempo, de un collarín que inmovilice las cervicales. La fisioterapia, la rehabilitación y la inyección de antiinflamatorios o corticoides (las populares infiltraciones) también contribuyen a corregir la situación. Estas medidas suelen ser suficientes para permitir al enfermo de artrosis tener una calidad de vida adecuada, pero si, a pesar de todo, ninguna de ellas resulta suficientemente efectiva o el problema es de gran importancia, aún queda la alternativa de la cirugía.

Una manera sencilla de contribuir a que disminuyan las molestias y dolores propios de esta enfermedad es adoptar posturas anatómicamente correctas de la columna cervical. ¿Ha parado a observarse alguna vez cuando escribe en su teclado o mira la pantalla del ordenador?, ¿tiene la costumbre de sujetar el teléfono con el cuello, mientras deja sus manos libres para ir haciendo otras cosas? Sin darnos cuenta mantenemos a lo largo del día, tanto en el trabajo como en casa, multitud de posturas que fuerzan nuestro cuello y pueden terminar por dañarlo o incrementar las lesiones que pudieran existir.

Para evitarlo le sugerimos algunas medidas preventivas:

En el trabajo

Evite mantener el cuello flexionado durante largos periodos de tiempo. Debe cambiar de posición, al menos, cada 45 minutos. Coloque su mesa, silla y ordenador (o cualquier otro aparato que utilice) de manera que doble el cuello lo menos posible. Lo ideal es que la pantalla del ordenador esté a la altura de sus ojos y frente a ellos (no a la izquierda o la derecha). Al teclear, trate de no levantar los hombros, para ello tal vez necesite hacerse con una mesa más baja o una silla más elevada. En cualquier caso, no olvide que sus pies deben estar apoyados, ya sea en el suelo o en una pequeña banqueta.

En su vida diaria

No camine con bolsas pesadas en las manos y no adopte posturas forzosas (¿recuerda lo del teléfono?).

En el descanso

Duerma en una cama firme y con una almohada fina, evitando colocar la cabeza en rotación (algo que ocurre cuando se duerme en posición ventral, es decir, apoyando el vientre sobre la cama). Al levantarse, después de toda una noche de reposo, mueva suavemente el cuello durante un par de minutos, sin forzarlo. Si a continuación se ducha, aproveche el agua caliente y déjela caer sobre sus cervicales. Después realice los ejercicios que le indicamos para mantener su cuello flexible y con una movilidad plena.

Ejercicios que puede practicar

Estos movimientos deben realizarse lentamente, cubriendo el mayor recorrido posible. Tenga presente que nunca deberá forzar las cervicales, especialmente cuando están en extensión, por tanto, no practique aquellas posturas que le ocasionen dolor o incomodidad. Recuerde, por último, que pasear (sin llevar peso, por supuesto) y nadar, son excelentes opciones a tener en cuenta.

Ejercicio 1
    Extienda la cabeza hacia atrás todo lo posible.

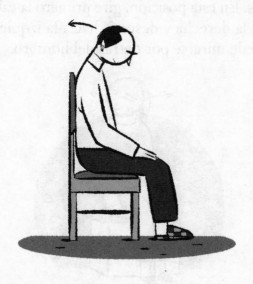

Ejercicio 2

Flexione la cabeza tratando de aproximar la barbilla al pecho.

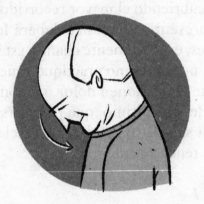

Ejercicio 3

Mantenga los hombros centrados y sin moverlos. En esta posición, gire primero la cabeza hacia la derecha y después hacia la izquierda. Trate de mirarse por detrás del hombro.

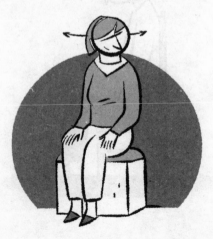

Ejercicio 4

Sin elevar los hombros, flexione la cabeza hacia el lado derecho, tratando de aproximar la oreja al hombro. Inténtelo después inclinando la cabeza hacia el lado izquierdo.

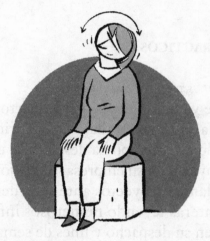

Ejercicio 5

Describa un círculo, lo más amplio posible, con la cabeza. Primero hacia la derecha y después hacia la izquierda.

Ejercicio 6

En esta última serie de ejercicios debe contraer los músculos sin mover la articulación. El objetivo es potenciar la musculatura.

Trate de flexionar la cabeza sujetándose la barbilla con la mano.

Coloque la mano en su nuca e intente extender el cuello hacia atrás.

En cada uno de los ejercicios cuente lentamente hasta cinco. Es el tiempo que debe mantener la fuerza y la tensión.

Casos prácticos

Un giro brusco en un día de apuro
Hace ya ocho meses que Roberto se incorporó a su nuevo trabajo en Madrid. Durante todo este tiempo ha desplegado una intensa actividad en su empresa: largas jornadas desarrollando proyectos ante su ordenador, tardes enteras leyendo numerosos informes sentado en su despacho y fines de semana sin descanso, con el mismo trabajo que a diario, sólo que en casa.

—Hace quince días exactamente —me cuenta el día que acude a mi consulta— noté un tirón brusco en el cuello al realizar un giro para recoger unos documentos. Pesaban un poco, y al tenerlos en la mano, casi tuve que soltarlos debido al tremendo dolor y al estado de bloqueo en que me quedé. Tengo la molestia desde entonces y, últimamente, incluso se está incrementando.

—¿Ha notado hormigueos en las manos o disminución de fuerza en los brazos?

—No, no, que va. Todo el problema se centra en las cervicales. No puedo girarlas y me duelen.

En cuanto examino a Roberto me doy cuenta de que tiene una intensa contractura en los músculos del cuello. Ésa es la razón por la que no puede realizar ningún movimiento.

—No se preocupe —le digo— esto se debe, con toda seguridad, al trabajo estresante y sin descanso que viene realizando. Le conviene tomar algunos días de vacaciones. No obstante, y para confirmar que todo está correctamente, vamos a realizarle unas radiografías de la columna cervical. Para tratar la molestia que tiene ahora, le recomiendo unas sesiones de fisioterapia con masaje, que aliviarán la contractura, y un relajante muscular. En casa utilice la ducha caliente local, que resulta muy efectiva.

Cuando Roberto viene a conocer los resultados de sus radiografías, ya se encuentra mucho mejor. Mis recomendaciones y el relajante que ha tomado durante ocho días han hecho su efecto. Le comunico que todo está bien y que esto, en mi opinión, no es más que un aviso de las vacaciones que necesita su organismo después de tan dura actividad laboral.

—Los masajes y algunos ejercicios de la columna cervical también le ayudarán a evitar esas contracturas y a mantener el tono muscular —finalizo.

—Perfecto doctor, tomo nota de todas sus recomendaciones, sobre todo de la de las vacaciones... —me dice mientras sale de la consulta.

Dolor de cuello y hormigueos en la mano

—Es que yo he tenido muchos *bloqueos* en el cuello, doctor. En realidad padezco dolor en las cervicales desde hace muchísimo tiempo.

Antonio mueve las manos expresivamente mientras me pone al día de su currículo laboral. Lleva toda la vida realizando trabajos de esfuerzo. Al principio repartiendo butano («eran muchas bombonas al día, muchos pisos, y la gran mayoría sin ascensor, subiendo y bajando con ese peso a cuestas»), después repartiendo paquetería («menos peso, pero también labor intensa»). Ahora tiene 56 años, pero lleva con molestias en el cuello desde hace doce.

—Ya me han hecho un montón de estudios. Me han dicho que tengo artrosis cervical y muchos pinzamientos, y si no mire, mire —me dice mientras alarga el brazo con un montón de estudios radiológicos—. Lo que pasa es que ahora el dolor es distinto, lo noto más en el brazo izquierdo y en el cuello. Al final del día es cuando más me molesta y por las noches es horrible, un dolor agudo que va desde las cervicales hasta la mano. Se me duermen los dedos e incluso noto el brazo como pesado y sin fuerza.

Mientras examino a Antonio confirmo su dolor y su limitación de movimientos, sobre todo al rotar la cabeza hacia la izquierda y al realizar la extensión del cuello. Aún así, lo más importante que aprecio es la falta de sensibilidad en el brazo izquierdo y en los dos primeros dedos de la mano. Al percutir con el martillo en el codo para estudiar sus reflejos, veo que están ausentes en el lado izquierdo y que hay una disminución de la fuerza en determinados movimientos, como el de separar y elevar el brazo, sobre todo si le imprimo una cierta resistencia.

—Antonio, por los datos del examen clínico, parece que tiene usted una compresión de una raíz nerviosa en las cervicales. La causa que le ha producido el problema puede ser su artrosis en esta zona o una posible hernia discal. Para verificarlo tendremos que hacerle un par de estudios, además de unas radiografías. Por una parte, le realizaremos una resonancia magnética nuclear para ver qué es lo que comprime, por otra le someteremos a un estudio eléctrico, un electromiograma, que nos indicará cuál es el nervio comprimido y el grado de afectación que sufre. Mientras tanto es fundamental que deje de trabajar durante dos o tres semanas. También voy a recetarle un tratamiento analgésico y antiinflamatorio para paliar sus dolores.

Antonio me mira compungido y preocupado.

—¿Es grave, doctor? ¿Podré curarme? Tengo familia que mantener y necesito seguir trabajando.

—De momento, si sigue mis consejos, va a mejorar mucho. Más adelante, con los resultados de las pruebas que vamos a hacerle, decidiremos el camino a seguir.

Cuando mi paciente regresa a la consulta han pasado algunos meses, en los cuales hemos ido realizándole todos los estudios que necesitaba. En seguida comenta la gran mejoría que notó al dejar de trabajar y tomar las medicinas. Cuando comenzó de nuevo con su tarea habitual, sin embargo, la molestia, aunque menos intensa, regresó. Las pruebas solicitadas dejan claro que Antonio tiene una hernia

ARTROSIS EN LA COLUMNA CERVICAL. EJERCICIOS. HISTORIAS...

discal cervical C6-C7 izquierda que le ocasiona una moderada compresión del nervio C6
izquierdo.

—¿Cómo dice, doctor?

—Me refiero a que la hernia del disco cervical que usted tiene le comprime el nervio que
sale entre la sexta y la séptima vértebra, y ésa
es la razón de que se le duerma el brazo hasta
los dedos y tenga esa disminución de fuerza.

Le explico a Antonio que vamos a repetir
el tratamiento, que va a ponerse un collarín
durante un par de semanas y que debe evitar,
en la medida de lo posible, realizar giros bruscos de cuello y cargar grandes pesos con sus
brazos.

—Tengo esperanzas de que estas medidas
sean suficientes para aliviar sus síntomas, pero si no fuera así, habría que pensar en un tratamiento quirúrgico.

En tres semanas vuelvo a ver a mi paciente. Llega contento: sus grandes dolores se han
convertido en leves molestias. Al examinarle
compruebo que ha recuperado la sensibilidad
y el reflejo.

—Ahora lo que tiene que hacer es evitar
esfuerzos con los brazos y practicar algunos
suaves ejercicios de columna cervical. Le ven-
drá bien dormir con almohada mullida y baja

y seguir un tratamiento mediante rehabilitación, especialmente las tracciones cervicales y la aplicación de corrientes de estimulación transcutánea, esto es, la aplicación de estímulos eléctricos sobre la piel en la zona en la que se encuentra el nervio afectado. Con ellos conseguirá aliviar la compresión y los síntomas.

En el caso de Antonio, como en el de otros muchos pacientes, la cirugía no será necesaria. La razón es que, en algunas ocasiones, las hernias discales se reducen o *se acomodan* al espacio, disminuyendo su inflamación. De esta manera uno puede llevar una vida normal, tan normal como la de Antonio.

Periodo de exámenes

María José es joven y guapa. Tiene 18 años recién cumplidos y estudia Derecho. Hasta aquí todo es normal. El problema es que mi nueva paciente está muy preocupada y se evidencia nada más verla que es una persona ansiosa.

—Doctor, vengo a verle porque llevo ya casi un mes sin apenas poder mover el cuello. Tengo mucho dolor y creo que tengo algo malo. Algunas veces llego, incluso, a sentirme como mareada. Estoy muy mal, fatal, doctor.

Le pregunto a María José cómo van sus estudios y contesta, rápida, que está en plenos exámenes. Es mes de junio y cada semana tiene al menos dos. Al examinarla compruebo que su movilidad cervical es correcta; la sensibilidad, los reflejos y la fuerza también están perfectamente. Lo que sí puedo apreciar, sin embargo, es la existencia de una gran contractura de los músculos del cuello, que le duelen a la mínima presión.

—¿Cuántas horas estudias cada día?

—Muchas, día y noche. Ahora es un momento de mucho trabajo y el tiempo no me llega para casi nada.

—María José, el dolor de tu cuello se debe a la gran contractura que tienes y ésta está ocasionada por tantas horas de lectura y tensión. Voy a darte algunos analgésicos para el dolor y a indicarte algunos ejercicios para que realices ocasionalmente mientras estudias, ¿de acuerdo? Los chorros de agua caliente a presión también pueden aliviarte mucho. En cualquier caso no te preocupes, lo que tienes no es nada serio y se pasará en cuanto finalices tus exámenes.

Las situaciones de tensión y estrés como la que vivió mi joven paciente, son responsables en numerosas ocasiones de intensos dolores que no están desencadenados por la artrosis, sino que se deben, simplemente, a la existencia

de una contractura. Unas sencillas medidas, o
la desaparición de la causa que origina el estado de nervios (como los exámenes de María
José) suelen ser suficiente para que la molestia ceda.

Capítulo XV

Las dichosas lumbares. Ejercicios. Historias de pacientes

Hace miles de años que el hombre se convirtió en bípedo, abandonando su vieja costumbre de caminar a cuatro patas. Al hacerlo perdió la ventaja de repartir su peso sobre cuatro extremidades y desde entonces, precisamente la columna lumbar, aquella que ocupa la zona inferior de la espalda, justo encima de nuestros muslos, soporta el peso y el esfuerzo que conlleva la vida diaria.

Cinco vértebras, evidentemente más grandes y consistentes que las cervicales, la componen (Figura 20). Todas están superpuestas, unas sobre otras en equilibrio, encima de un hueso llamado sacro. Ellas deben aguantar las malas posturas, las cargas de peso, la falta de ejercicio e incluso las tensiones de la vida diaria.

La artrosis en la columna lumbar se produce por la degeneración del cartílago que for-

Figura 20

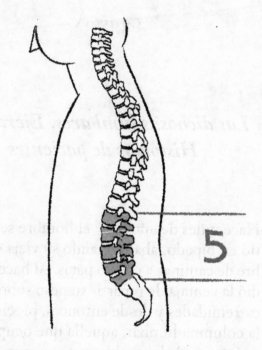

ma parte de esta estructura. El problema suele comenzar en la tercera década de la vida. A partir de aquí, conforme se van cumpliendo años, se acentúa. Curiosamente, sin embargo, los ancianos, aunque padecen un mayor grado de la enfermedad, la sufren con menos dolor. Lo cierto, en cualquier caso, es que un 10% de las incapacidades laborales permanentes en nuestro país se debe a la artrosis lumbar, y no sólo eso, ésta es también responsable de un alto grado de absentismo laboral e incapacidad temporal. Hasta un 80% de la población padece lumbago o dolor de espalda en algún momento de su vida (seguro que alguno de los lectores sabe bien de qué le hablamos). La artrosis, aunque no está detrás de todos ellos, sí da lugar a la gran mayoría, especialmente a partir de una determinada edad. Si por algo se caracteriza este tipo de molestia es por lo incapacitante que resulta: el afectado se queda bloqueado, en posición de flexión, sin poderse mover, girar ni, tan siquiera, toser. Cualquier mínimo esfuerzo incrementa de manera considerable el dolor. Es lo que los pacientes llaman, coloquialmente «el latigazo» o «quedarse varado» y obliga, en la mayor parte de los casos, a guardar unos días de cama. La crisis suele desencadenarse al coger algún peso o realizar un esfuerzo con la columna flexionada. En otras ocasiones, un simple giro puede dar lugar al «crujido» y al intenso dolor: el lumbago agudo, entonces, se desencadena. Cuando la intensa molestia se prolonga más allá de seis semanas, aparece lo que llamamos lumbago crónico. En ocasiones no es más que la continuación del cuadro agudo, que aún persiste; otras veces, en cambio, la crisis inicial cede, pero queda un dolor continuo que amenaza con no irse. Sin ninguna duda, éste es uno de los episodios que más sinsabores provoca en el paciente. Suele ser motivo de múltiples consultas e, incluso, incapacidades laborales. Para colmo, los tratamientos empleados son complejos y no siempre resultan tan satisfactorios como desearíamos.

Las malas posturas, la falta de ejercicio y el sobrepeso son los principales culpables de que la columna lumbar sufra. Un albañil o un agricultor trabajando agachado, con una continua flexión de la espalda; un oficinista que pasa ocho horas diarias sentado (y mal sentado, además) y que no practica ningún deporte, contribuye sin saberlo, a que sus lumbares padezcan serios perjuicios. Si encima pesan algunos kilos de más, las posibilidades de sufrir el problema aumentan. El sobrepeso suele ocasionar flacidez y debilidad en los músculos abdominales: una gran panza (o barriga, como usted prefiera) incrementa la sobrecarga de la zona lumbar y modifica su curvatura, provocando una mayor tensión sobre discos, vértebras, músculos y ligamentos. En situaciones como ésta no es de extrañar que se produzcan los llamados esguinces de espalda.

Otros de los factores que pueden influir definitivamente en el dolor lumbar son el estrés y los problemas emocionales de la vida diaria. Sí, ha leído bien. Aunque pudiera no parecerlo, los disgustos familiares, las preocupaciones económicas e incluso el cansancio, pueden manifestarse en algunas personas con crisis de contractura lumbar. No olvide este punto y trate de aplicarlo en su día a día. Aprenda a ser optimista y estar relajado, y recuerde que una sonrisa no deja de ser una buena fórmula para disminuir la tensión muscular.

Llegados a este punto, es imprescindible hacer un alto para explicar cómo se produce otro de los problemas que afecta a la espalda. Se trata de la *hernia discal* (seguro que el nombre no le es desconocido) que, en algunas ocasiones, aparece como consecuencia de la artrosis. Imagine la escena: situados entre las vértebras se encuentran los discos intervertebrales, unas *almohadillas* que hacen la función de amortiguador; estos discos esconden en su interior un núcleo, pulposo y elástico, que les confiere resistencia. Cuando la artrosis hace que este disco vaya degenerando, desgastándose y agrietándose, el núcleo puede salir, comprimiendo los nervios que hay en la zona. Esto es lo que denominamos una hernia discal. Si el problema se produce de manera brusca, al agacharnos para coger un peso, por ejemplo, desencadena un intenso dolor en la espalda que suele acompañarse de otro irradiado hacia la zona posterior de la pierna, al glúteo y la parte de atrás del muslo, llegando hasta el pie. Ése es el recorrido que hace el nervio ciático, y esta fuerte molestia, seguida a veces de hormigueo y falta de fuerza, es la ciática.

Una vez hecho este importante inciso, es necesario responder a la pregunta que, seguramente, se estará haciendo: ¿cómo paliar todo este tremendo dolor que puede sufrir nuestra columna lumbar? En los casos agudos, fruto de la carga y el consiguiente estiramiento violento de los músculos, bastará el reposo y algún relajante muscular o un analgésico para calmar la molestia. Para evitar volver a sufrir otro percance de las mismas características, eso sí, el paciente debe corregir sus malos hábitos posturales, eliminar el exceso de peso (si lo padeciera) y practicar algo de ejercicio físico. Si el problema deriva de una artrosis, además de seguir las recomendaciones anteriores, necesitará dos ayudas más: por un lado antiinflamatorios durante un breve período de tiempo, y por otro, rehabilitación. Cuando a este proceso se añade la existencia de una hernia discal y ésta comprime el nervio ciático provocando dolor en toda la pierna (lumbociática, que decimos los médicos) el reposo en cama y el tratamiento con los fármacos ya indicados, es más prolongado.

Si en un par de meses la situación persiste y no se ha conseguido mejoría, puede ser el momento de pasar por el quirófano. La intervención quirúrgica, por otro lado, está indicada de manera inmediata en aquellas hernias muy voluminosas que provocan un dolor muy fuerte y la pérdida de sensibilidad y fuerza en la pierna.

RECOMENDACIONES

Existen tres maneras de prevenir una crisis de lumbago: evitando el sobrepeso, practicando ejercicio físico y llevando a cabo lo que se ha dado en llamar higiene postural. Para conseguir los dos primeros objetivos necesita una buena dieta (controlada por un endocrino, por supuesto), algún sitio donde practicar deporte (desde el gimnasio, al parque) y una buena dosis de fuerza de voluntad. El tercer punto es algo más desconocido y, la mayoría de las veces, ni tan siquiera somos conscientes de que estamos forzando nuestra columna lumbar con posturas imposibles. Para que aprenda a mantener su espalda en la posición adecuada, le mostramos a continuación como debe realizar algunas tareas cotidianas en su vida. No se obsesione, simplemente vaya incorporándolas a su día a día y en poco tiempo se sorprenderá haciéndolo de manera inconsciente. Su espalda, desde luego, se lo agradecerá.

Al acostarse

Las mejores posturas para dormir son boca arriba y de lado. En ambos casos debe doblar las rodillas y colocar una almohada entre (si es de lado) o bajo (si es boca arriba) ellas.

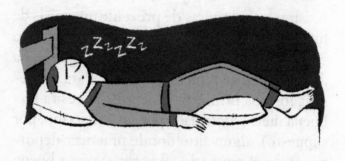

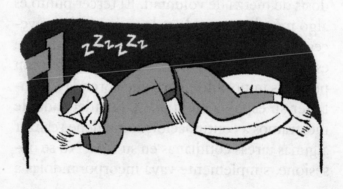

Al sentarse

Utilice una silla recta, dura y no muy baja. Mantenga la espalda y el cuello formando una línea recta que quede un poco adelantada con respecto a las caderas. Los pies siempre deben estar apoyados, ya sea en el suelo o en cualquier soporte.

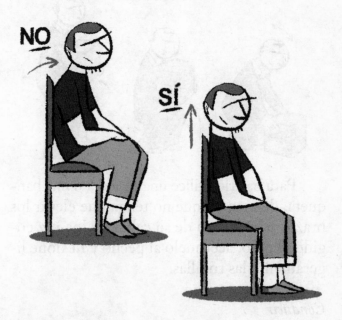

Levantar/bajar un objeto

Para levantar el peso, flexione las caderas y las rodillas manteniendo la espalda recta, coja el objeto y acérquelo tanto como pueda a su cuerpo.

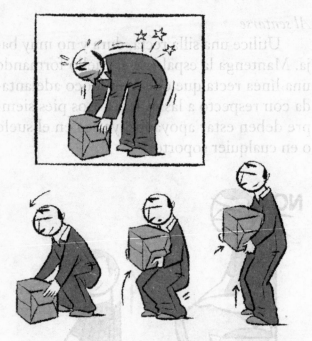

Para bajarlo utilice una escalera o una banqueta, de manera que no tenga que elevar los brazos por encima de su cabeza. Una vez cogido el peso, acérquelo al pecho y flexione ligeramente las rodillas.

Conducir

El asiento debe estar colocado de tal manera que llegue a los pedales correctamente y, a la vez, se mantenga apoyado en el respaldo. Si lo necesita, puede utilizar un cojín. Recuerde que siempre que esté sentado (y esto incluye la conducción) es recomendable levantarse cada 45 minutos aproximadamente.

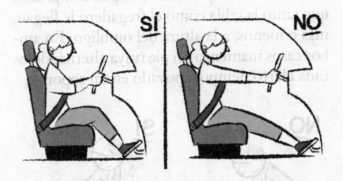

Fregar, planchar, barrer...

Para barrer adecuadamente, su escoba debe ser lo suficientemente larga como para que no tenga que inclinarse. Mueva sólo los brazos

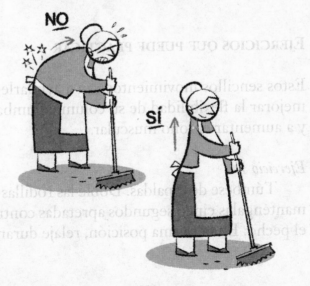

al realizar la actividad, manteniendo su espalda en vertical.

A la hora de planchar o fregar, compruebe que tanto la tabla como el fregadero le llegan, más o menos, a la altura del ombligo. En ambos casos mantenga un pie (vaya alternándolos cada cierto tiempo) apoyado en un soporte.

EJERCICIOS QUE PUEDE PRACTICAR

Estos sencillos movimientos van a ayudarle a mejorar la flexibilidad de su columna lumbar y a aumentar el tono muscular.

Ejercicio 1

Túmbese de espaldas. Doble las rodillas y manténgalas cinco segundos apretadas contra el pecho. En la misma posición, relaje durante otros cinco segundos. Repita el ejercicio cinco o seis veces.

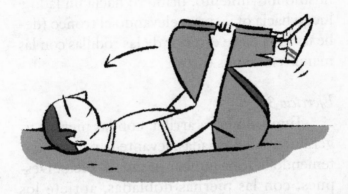

Ejercicio 2

Tumbado boca arriba, flexione las rodillas y llévelas al lado izquierdo a la vez que rota la parte superior del tronco y los brazos ha-

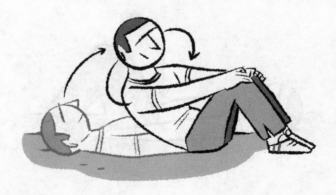

cia el mismo lado. Repita el ejercicio, esta vez, girando hacia la derecha. Después realice el mismo movimiento, primero hacia un lado y luego hacia otro, pero elevando el tronco (debe tocar la parte exterior de las rodillas con las manos en ambos casos).

Ejercicio 3

Tumbado boca arriba, con las piernas ligeramente flexionadas, levante la pelvis manteniendo la zona lumbar pegada al suelo. Después, con las piernas dobladas, apriete los riñones contra el suelo. No tiene que hacer fuerza ni contener el aliento, siga respirando tranquilamente mientras cuenta hasta cinco. Repita el movimiento de 10 a 15 veces.

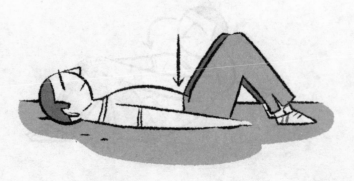

Ejercicio 4

Haga abdominales; para ello tiéndase de espaldas con las rodillas dobladas. Trate de tocar las rodillas manteniendo los pies en el suelo. Realice el ejercicio levantándose poco a poco y, si se le da bien, repítalo con los brazos cruzados sobre el pecho y con las manos en la nuca. Si le doliese el cuello, practique el ejercicio justo al revés, es decir, sentado con las rodillas dobladas, échese hacia atrás hasta tumbarse, después levántese tirando con los brazos.

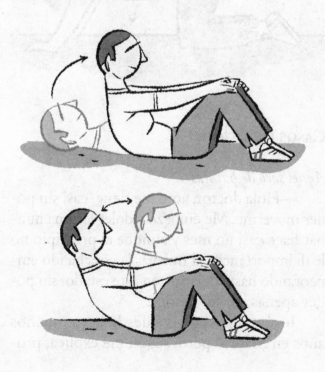

Ejercicio 5

Para relajar la columna lumbar, apóyese en las palmas de las manos y en las rodillas y doble el tronco hacia arriba y hacia abajo.

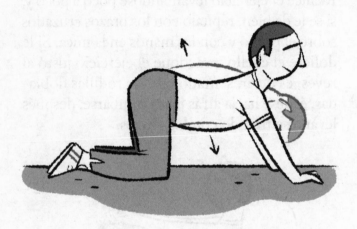

CASOS PRÁCTICOS

Aquel saco de patatas

—Hola doctor, aquí me tiene, casi sin poder moverme. Me empezó a doler la zona lumbar hace casi un mes y aunque al principio no le di importancia, al trabajar la cosa ha ido empeorando hasta dejarme en este estado, sin poder apenas dar un paso.

José es taxista, vive desde hace muchos años en Madrid pero, según me explica, procede de un pueblecito muy bonito de Salamanca, lindando con Cáceres, que se llama Miranda del Castañar. Como yo también lo conozco, charlamos un rato acerca de tan agradable lugar.

—Pues el caso es que siempre que mi esposa y yo vamos allí —continúa mi paciente— nos traemos provisiones para una buena temporada: patatas, castañas, lomo, jamón, en fin... ¡está todo tan rico! La última vez que trajimos cosas, al descargar en Madrid y subir hasta casa los sacos de patatas, sentí un dolor muy agudo en las lumbares que me dejó casi bloqueado. Desde ese día, hace casi un mes, la cosa ha ido empeorando.

José continúa describiéndome esa fuerte molestia que sufre. Se trata de un dolor que recorre toda su pierna izquierda por la zona posterior, hasta llegar al pie. En la cama, al acostarse, mejora un poco, pero al día siguiente, en cuanto se sube al taxi, vuelve a empeorar. De hecho no puede coger las maletas de los clientes y, en ocasiones, le cuesta, incluso, salir del coche.

Al examinar a mi paciente descubro algunas otras características de su dolor. Se centra, sobre todo en la zona lumbar baja, y se incrementa al levantar su pierna izquierda cuando está acostado. Cuando realizo el examen de los reflejos y la sensibilidad confirmo que los tiene afectados, lo cuál me hace pensar en una lumbociática, es decir, un pinzamiento o atrapamiento del nervio ciático en el lado izquierdo de la columna, bien por una hernia discal, bien por una artrosis evolucionada.

—José, es necesario que repose usted en cama durante dos semanas, más o menos, para que esto mejore. También le voy a poner un tratamiento con analgésicos, antiinflamatorios y unos relajantes musculares. Con esto creo que mejorará bastante pero, de todas maneras, tendremos que hacerle unas radiografías y un escáner de su columna lumbar.

—Lo del tratamiento me parece estupendo pero, ¿no podríamos olvidar lo del reposo?

—José, el reposo es fundamental para descargar la presión de la columna sobre el nervio. Le aseguro que no le queda más remedio que realizarlo.

En la siguiente consulta, mi paciente se encuentra más aliviado. Trae bajo el brazo los resultados de las pruebas que le he mandado y en ellos se aprecia una artrosis de su columna lumbar. Varios discos están pinzados, en especial el último lumbar L5-S1. El escáner muestra una pequeña hernia discal lateralizada a la izquierda en este nivel. Ella era la culpable de la compresión del nervio en ese lado y, por tanto, del dolor.

—Como esta usted bastante mejorado, no creo que sea necesario operar. Tendrá que ser muy prudente, eso sí, al levantar pesos. Recuerde que debe hacerlo siempre flexionando las rodillas y con el cuerpo erguido. Si puede evitarlo, de todas formas, mucho mejor. Y aunque sea usted taxista, procure no estar siempre sentado en el coche, salga a caminar o aproveche los tiempos muertos en la parada para moverse un poco. Voy a recomendarle unos ejercicios para su columna lumbar, y si vuelve a tener una crisis, ya sabe, repita el tratamiento, el reposo y venga a verme. ¡Mucho ojo con los sacos de patatas y castañas de Miranda del Castañar! —le digo mientras le despido en la puerta.

Fiesta campera y siesta

Acude Julián a mi consulta medio encorvado, sujetando con la mano derecha su zona lumbar. Con cierta dificultad se sienta ante mí y comienza a relatar su odisea.

—Verá, tuve un dolor agudo en la zona lumbar hace unas tres semanas. Me quedé que no podía ni moverme, así que fui a urgencias y me mandaron analgésicos y reposo, pero yo sigo con dolor.

Mi paciente tiene 54 años y así, a ojo, calculo que debe pesar unos cien kilos. La báscula nos confirma minutos más tarde que sólo me he equivocado en uno: Julián pesa 99 kilos. Él achaca su dolor a que fue a una fiesta familiar y, después de una copiosa comida se echó una siesta en el campo.

—Como era en el inicio de la primavera, la humedad de la tierra me causó este dolor.

Lo primero que hago es verificar su zona de dolor en la región lumbar. Tiene una importante contractura, es un dolor «en cinturón» que no se irradia a los miembros inferiores. Sus reflejos, su sensibilidad e incluso la maniobra de Lasègue, que se realiza levantando la pierna mientras se está tumbado, no le ocasionan molestia. Lo único que le duele es la zona lumbar.

—Creo que lo que usted tiene es una artrosis lumbar. Me da la impresión de que el campo no ha sido el responsable de su problema, ni tampoco la siesta, más bien son las comidas copiosas y los kilos de más los que están agravando la artrosis de las articulaciones de la columna y los pinzamientos discales que se evidencian en las radiografías —le digo a Julián antes de ponerle un tratamiento a base de analgésicos y antiinflamatorios—. Lo primero, sin embargo —le advierto— es perder peso, más o menos unos 14 kilos. Además tiene que hacer ejercicio, caminar o nadar desde este mismo momento.

Mi paciente me mira perplejo, prometiendo que hará lo posible, puesto que entiende que su salud está en juego. Acto seguido le peso y le doy cita para verle dentro de tres meses.

—Como para entonces no haya cumplido lo prometido, le pondré una multa —le digo mientras él ríe levemente.

Sin embargo, Julián resultó ser un hombre de palabra. En ese trimestre logro perder 12 kilos, se apuntó a natación, anduvo con frecuencia y, por supuesto, vio recompensado su esfuerzo con una gran mejoría. Ahora se siente más ligero, tiene muchos menos dolores y no piensa tirar la toalla. Yo le felicito por su fuerza de voluntad. Así conseguirá una mejor calidad de vida.

«Y bailando sevillanas, en jarras me quedé»

Asunción sufre un dolor lumbar que le está martirizando. Tiene 68 años y se ha apuntado a clases de baile, pero el otro día, dando un giró, se quedó «bloqueadita» y aún le persiste el dolor. Mientras la examino, puedo constatar la intensa contractura que sufre en las lumbares. Me da la impresión de que es una molestia de las articulaciones de la columna y, realmente, así lo confirman los estudios radiológicos, pero aprecio, además, que una de sus vértebras lumbares está ligeramente acuñada y existe una desmineralización ósea.

—Asunción, creo que tiene usted dos enfermedades: por un lado, artrosis; por otro, osteoporosis. Y es ésta última, precisamente, la que está provocando su dolor actual, por el acuñamiento de vértebras al que ha dado lugar. En cualquier caso confirmaremos el diagnóstico con un estudio de su masa ósea y unos análisis.

Mientras se realiza las pruebas, le doy a mi paciente un tratamiento para aliviar el dolor. Cuando vuelve a mi consulta, se encuentra algo mejor, pero no puede flexionar la columna y se queja de no poder coger ningún peso porque «hace que me duela mucho más». La densitometría, es decir, el estudio de la masa ósea, me dice que existe osteoporosis en su columna lumbar.

—Asunción, voy a mandarle un tratamiento con calcio, vitamina D y un fármaco para frenar la pérdida de masa ósea. Se trata de un difosfonato de última generación que sólo hay que tomar una vez a la semana. Lo que sí debe tener en cuenta es que hay que ser constante; el tratamiento dura, por lo menos, dos años. También deberá tener cuidado con coger peso.

La última recomendación para mi paciente se refiere al ejercicio. Le irá muy bien pasear para mejorar su masa ósea.

—¿Y qué pasa con las sevillanas?

—Pues que le van estupendamente para su artrosis, así que ya sabe, no pierda la oportunidad de aprender a bailarlas.

Capítulo XVI

Las otras localizaciones

Hasta el momento hemos hablado de los tipos de artrosis más frecuentes y conocidos. No olvidemos, sin embargo, que esta enfermedad puede desarrollarse allá donde exista un cartílago, es decir, en cualquier articulación del cuerpo. Otras localizaciones en las que puede aparecer la artrosis —aunque su incidencia en la población sea más reducida, no por ello son menos importantes— son las siguientes:

Artrosis en la articulación temporo-mandibular
Ocasiona dolor cuando hablamos, masticamos, y en cualquier circunstancia, en general, en la que tengamos que abrir y cerrar la boca. Además de la molestia, en ocasiones produce ruidos y dificultad en el uso de la articulación.

Artrosis en el hombro

No se trata de una articulación de apoyo, por lo que resulta muy poco frecuente sufrir esta enfermedad; de hecho, sólo 1 de cada 100 casos de hombro doloroso tiene su origen en una artrosis. El dolor y la limitación del movimiento vuelven a ser sus síntomas más frecuentes.

Artrosis en el codo

La mayor parte de las veces la enfermedad se desarrolla en esta articulación como consecuencia de traumatismos de mayor o menor intensidad. Curiosamente, este tipo de accidente suele tener relación con circunstancias laborales.

Artrosis en el tobillo

Se trata de la articulación que mayor carga soporta en el cuerpo humano y, sin embargo, el desarrollo de artrosis en esta zona es muy poco frecuente, tal vez porque es muy estable, está muy *encajada* y tiene un cartílago con un grosor mayor al de otras articulaciones. El desarrollo de la artrosis de tobillo suele ser consecuencia de un traumatismo previo.

Artrosis en el pie

La articulación del pie más proclive a enfermar es la del dedo pulgar, dando lugar a los populares «juanetes». Su desarrollo está estrechamente ligado con el uso de un calzado inadecuado, con tacones altos y horma estrecha. Para evitarlo, es conveniente utilizar un zapato ancho y bajo (aunque tampoco plano). En la Figura 21 puede apreciarse la diferencia entre ambos tipos de calzado.

Figura 21

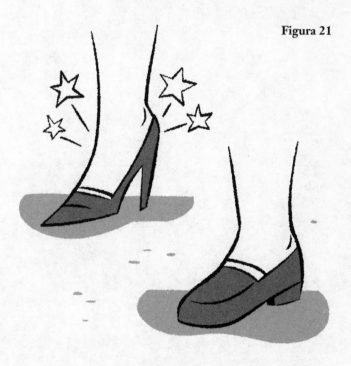

CAPÍTULO XVII

¿Tiene esto tratamiento? El papel del paciente

Observe con detenimiento el esquema que le presentamos en la Figura 22. Como ve, se trata de una escalera de tratamiento. En ella se ven con claridad los pasos que deben seguirse para obtener los mejores resultados. La necesidad de la implicación del enfermo en todos ellos resulta esencial. Sus orientaciones, necesidades y preferencias son los ejes que

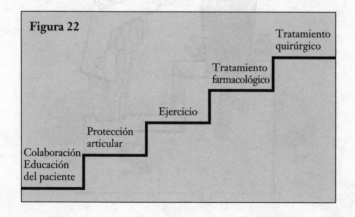

Figura 22

Colaboración
Educación
del paciente

Protección
articular

Ejercicio

Tratamiento
farmacológico

Tratamiento
quirúrgico

deben marcar la actuación del médico. En todo caso, hay que asumir la responsabilidad de los sanitarios: resulta indispensable un diagnóstico correcto y tan precoz como sea posible.

El objetivo es conseguir juntos, y si hace falta revueltos, controlar el dolor, mantener —y si es posible mejorar— la movilidad articular y tratar de evitar, al menos, la progresión de la enfermedad. Como ve, el puesto que, usted, como enfermo, ocupa en este planteamiento, es el de protagonista indiscutible (Figura 23) y tiene, como tal, todo el derecho a reclamar

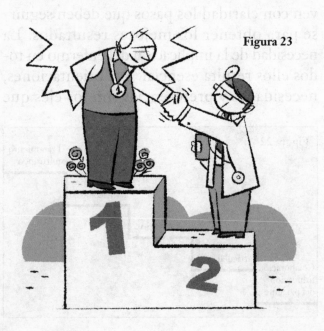

Figura 23

ese lugar cuando haya que tomar las decisiones de su tratamiento y establecer las prioridades que más le preocupan.

«*¿Y qué pasa con el especialista?*», se preguntará, perplejo, el paciente. Por supuesto que necesita su colaboración, él le ayudará a tomar las decisiones más adecuadas. Ésa es, en realidad, la relación entre paciente y médico, de la que, probablemente, habrá escuchado hablar en muchas ocasiones.

Adentrémonos un poco en este tema analizando algunos aspectos. Es muy probable que, en relación con la artrosis, al paciente le preocupen una serie de circunstancias que están ligadas a ella, como, por ejemplo, la actividad laboral, la dieta, la repercusión en su situación familiar y emocional, sus preferencias de ocio y un largo etcétera que sin duda él conoce mejor que nadie. Estas inquietudes hacen necesaria la individualización y personalización de cada caso concreto. Semejante objetivo permite la participación activa del paciente: hay que tratar de buscar soluciones a lo que más le angustia para que realmente siga y cumpla con interés el tratamiento pactado. La Sociedad Europea de Reumatología (EULAR), recomienda, precisamente, esa necesidad de ajustar el tratamiento en función de cada paciente. Este organismo oficial añade un segundo requisito fundamental: la combinación de medidas farmacológicas —los medicamentos— y no farmacológicas —todas las restantes a las que nos estamos refiriendo— para conseguir el tratamiento óptimo.

Muchos de ustedes, que conocen perfectamente las dificultades que surgen en el duro día a día, el poco tiempo de que dispone el médico y el gran número de enfermos que debe atender, nos dirán que la realidad convierte estos consejos en una utopía (que, por cierto, son necesarias). La solución a esta limitación del sistema viene de la mano de los usuarios en general y los pacientes en particular: son ellos los que aportan su impagable ayuda a través de las asociaciones de enfermos. El apoyo, la información y la orientación en el conocimiento de la enfermedad, las posibles soluciones de los problemas y las dificultades más comunes las recibirá el paciente de artrosis de otras personas que han sufrido sus mismas dudas y padecimientos. Ellas se han encargado de buscar respuesta a las preguntas y, en un ejercicio de solidaridad, altruista y que ennoblece al ser humano, las comparten, las explican y contribuyen a encontrar soluciones. Encabezando estos movimientos ciudadanos, la Liga Reumatológica Española trabaja conjuntamente con otras asociaciones y ligas autonómicas, que se encuentran dispuestas a ayudar a todos los nuevos pacientes que así lo soliciten (en el último capítulo de este libro se ofrece una lista completa de estas asociaciones). Actualmente, ya se están dando los pasos necesarios para conseguir una federación de todas estas agrupaciones que consoliden la eficacia y los derechos de los enfermos reumáticos. Una buena noticia, ¿no le parece?

CAPÍTULO XVIII

¿Hay medicamentos eficaces en el tratamiento de la artrosis?

La respuesta, sin la menor duda, es afirmativa. Hoy su médico tiene la posibilidad de ayudarle, y además de forma muy eficaz, en la inmensa mayoría de los casos. Esto que le vamos a decir puede parecerle una perogrullada (verdad o certeza que, por notoriamente sabida, es necedad decirla), pero es imprescindible tenerlo en cuenta: para que un tratamiento sea eficaz, se tiene que partir de un diagnóstico correcto y lo más precoz posible.

Los medicamentos que utilizamos en la artrosis se dividen en diferentes grupos en función de su utilidad:

1. Fármacos inespecíficos o sintomáticos. Encargados de paliar la sintomatología de la enfermedad.

2. Fármacos específicos. Capaces de modificar los síntomas o la evolución de la artrosis.
3. Otros tratamientos.

Vayamos ahora explicando grupo a grupo. Dentro del *primero* se encuentran los analgésicos, que, en ocasiones, pueden ser suficientes para controlar el dolor moderado. Presentan la ventaja de que sus efectos secundarios son escasos y su coste económico menor. El grupo lo lidera el paracetamol, con multitud de diferentes nombres comerciales y cuya dosis realmente eficaz está en los 3-4 gramos cada 24 horas. También contamos, dentro de este primer grupo, con los antiinflamatorios no esteroideos (es decir, sin cortisona), cuya indicación se realiza en los casos en los que existe inflamación en la articulación artrósica o en aquellos otros en los que el dolor no se puede controlar con los fármacos anteriores. Existen muchas y diferentes clases de medicamentos de este tipo; el talón de Aquiles de la mayor parte de ellos está en la tolerancia, especialmente gastrointestinal, lo cual obliga a una cuidadosa elección y utilización. Su ingesta debe ser especialmente controlada, por su mayor riesgo, si se superan los 60 años, en personas con antecedentes de úlcera gástrica o sangrado digestivo, en aquellas que están en tratamiento con otros fármacos (en especial anticoagulantes, antihipertensivos o corticoides), en los fumadores y en los bebedores de alcohol. Actualmente ya se dispone de los genéricamente llamados «coxib», que ofrecen mucha más seguridad en sus efectos sobre el aparato digestivo.

En la artrosis de las manos —también en la de rodilla— resultan útiles los tratamientos locales, como las pomadas antiinflamatorias y analgésicas. Hay múltiples preparados comercializados, aunque quizá merezcan especial atención las cremas a base de capsaicina. Es una sustancia realmente útil en el tratamiento del dolor, aunque debe utilizarse con mucho cuidado, ya que puede irritar las mucosas.

En el *segundo grupo*, el de fármacos específicos, se reúnen distintos medicamentos que modifican los síntomas de forma más lenta, pero mantenida en el tiempo. También se incluyen otros fármacos que proporcionan una acción protectora sobre el cartílago. Aunque en la actualidad existen algunas dudas sobre su potencial curativo, éste es, sin duda, el camino más apasionante para el futuro. Entre estos

fármacos se encuentran el sulfato de glucosamina, condroitín sulfato, tetraciclinas y la
diacerina. El ácido hialurónico, que también
pertenece a este grupo, es de especial relevancia. Se trata de una sustancia que normalmente es producida en nuestras articulaciones por
la membrana sinovial, con el fin de lubricar y
nutrir el cartílago. Hoy este producto se fabri-
ca y se utiliza en procedimientos intraarticula-
res cíclicos (se inyecta una vez semanalmente
durante cinco semanas). Su eficacia es mayor
cuanto menos avanzada esté la enfermedad.

Además de éstos, existen otros tratamientos posibles (nuestro *tercer grupo)*, como el la-
vado articular con suero fisiológico, el óxido
nítrico, los trasplantes de condrocitos o la terapia génica. Algunos de ellos ya están dispo-
nibles; otros lo estarán pronto, ampliando notablemente el abanico de posibilidades para el
tratamiento y curación de la enfermedad.

Capítulo XIX

Y lo de la prótesis, ¿qué tal?

En ocasiones, la evolución de la enfermedad alcanza un grado en que la intensidad del dolor y la dificultad funcional son muy agudas y todas las medidas que hemos ido desgranando a lo largo de estas páginas no resultan suficientes para paliar el problema.

En este momento entra en juego —y con gran eficacia— la cirugía ortopédica. Las llamadas «artroplastias» de sustitución son las técnicas más conocidas: consisten en reemplazar las superficies articulares por biomateriales. Se trata de un tipo de material biológico que tiene una mayor aceptación por parte del hueso, alejando la posibilidad de que exista rechazo (actualmente pueden ser metales o aleaciones, polímeros o cerámicas). Estas prótesis permiten evitar el dolor y devolver la función perdida a la articulación. Los cirujanos suelen retrasar la implantación de la prótesis hasta que se alcance la edad adecuada y habitualmente exigen que el paciente se prepare para la intervención con varias medidas, entre ellas, alcanzando un peso adecuado y fortaleciendo la musculatura.

Hay otras técnicas de aplicación más precoz, denominadas osteotomías, para corregir un mal alineamiento de la articulación. Son de gran utilidad en casos de deformidad de la articulación en varo o valgo —hacia dentro () o hacia fuera)(—. Estas técnicas consisten en el enderezamiento de la pierna torcida mediante la extracción de una pequeña porción del hueso. Se modifica de esta manera la deformación causante de la artrosis y se impide, por tanto, que ésta siga avanzando. Se trata de medidas muy útiles, pero deben realizarse antes de que la enfermedad produzca una degeneración grave.

CAPÍTULO XX

El paciente pregunta y el médico responde

En este capítulo contestamos algunas de las preguntas sobre artrosis que nos han hecho llegar los espectadores del programa *Saber Vivir* de TVE. Aunque las respuestas están personalizadas, pensamos que tal vez pueda extraer alguna enseñanza útil de ellas. No olvide, en cualquier caso, que su especialista es el más indicado para solucionar cualquiera de las dudas que puedan surgirle.

Tengo 59 años y me acaban de detectar artrosis degenerativa. Me gustaría saber qué puedo hacer para detener la enfermedad antes de que vaya a más.

El hecho de contar con un diagnóstico correcto ya supone una garantía de que está en el camino adecuado. Cuanto antes se detecte la enfermedad, más posibilidades existen de recibir una ayuda útil. A pesar de todo, sin embargo, usted ha pasado de tener reúma, en general, a padecer una enfermedad concreta: la artrosis. No olvide que en su mano y en la de su médico está el poderla mejorar y evitar su avance; para conseguirlo, aquí le señalamos algunas recomendaciones:

—Medidas de cuidado y economía de su articulación.

—Medidas de rehabilitación y fisioterapia.

—Tratamiento con fármacos que protejan el cartílago.

—Tratamiento con fármacos que palíen el dolor.

La mayor parte de las veces que mi madre sale a caminar sufre un fuerte dolor en la zona de los riñones, hasta el punto de que le resulta muy difícil dar un solo paso. ¿Puede tratarse de artrosis?

La causa más frecuente de dolor lumbar —es decir, en la parte de los riñones, como usted bien me dice— es de tipo muscular, aunque muy de cerca le sigue la artrosis de columna. Para saber a ciencia cierta si su madre padece o no artrosis sería necesario que un especialista la reconociera y realizara las pruebas pertinentes. Es sólo una posibilidad.

Tengo 65 años y hace más de una década que sufro dolores en la cadera, sobre todo cuando paseo. Me han hecho algunas pruebas y tengo la densidad ósea baja. ¿Qué debo hacer? ¿Puede tener relación la artrosis con la osteoporosis?

El hecho de sufrir dolor siempre que se apoya la cadera —por ejemplo al caminar— sugiere que pueda existir artrosis en esa articulación. Desde luego si lo único que usted padece es osteoporosis, su dolor puede tratarse más fácilmente. Artrosis y osteoporosis son dos enfermedades distintas cuya relación ha sido investigada, y si bien es cierto que, en general, el hecho de padecer una baja densidad ósea contribuye a la aparición de artrosis, en el caso particular de la cadera la conclusión obtenida a través de los estudios ha sido justo la contraria: las mujeres con artrosis de cadera moderada tenían una densidad ósea muy elevada y, por tanto, menos osteoporosis.

Soy taxista, paso muchas horas al día sentada y he engordado (ahora peso 96 kilos). Al salir del coche me duelen con frecuencia la cadera y la rodilla, ¿puedo hacer algún ejercicio o deporte que me ayude a combatir las molestias?

Tiene usted dos factores de riesgo de artrosis importantes: por un lado, la obesidad;

por otro, la falta de ejercicio que tonifique su musculatura. Lo primero y fundamental es que pierda peso. Podrá conseguirlo con una dieta equilibrada, baja en calorías, con fuerza de voluntad y, desde luego, con el ejercicio más adecuado a sus circunstancias y su tiempo libre. Gimnasia, pasear, montar en bicicleta, nadar... Elija la modalidad que prefiera, pero sea consecuente y no se rinda a los pocos días de haber comenzado su nueva andadura deportiva. Si de verdad pretende mejorar su estado físico, acabar con sus dolores, perder peso y quitarse de encima «dos puntos» para desarrollar artrosis, deberá ser constante y practicar deporte al menos tres veces por semana.

Tengo 50 años y sufro artrosis en varias articulaciones. Estoy en tratamiento, pero mis dolores no cesan. ¿Tendré que resignarme a padecerlos el resto de mi vida?

Si hay algo importante a la hora de enfrentarse a la artrosis o a cualquier otra enfermedad, es la actitud positiva. No se resigne, y busque soluciones reales, porque hay muchas. Pida ayuda a su médico y explíquele cuáles han sido los tratamientos que, desde su punto de vista, le han sido más efectivos y beneficiosos; eso ayudará al especialista, y ya verá como juntos encuentran el camino para evitar tanto sufrimiento.

La mayor de mis tías, con casi 80 años, tiene tanta artrosis de rodilla que ha terminado por afectarle a la cadera. Cojea siempre que camina y nosotros le decimos que no ande para evitarle molestias. ¿Hacemos lo correcto?

Efectivamente, hacen lo correcto. Tanto la rodilla como la cadera son articulaciones de carga, y su apoyo, en procesos artrósicos avanzados, sólo consigue aumentar el sufrimiento del enfermo.

A mi marido lo operaron hace cuatro años y medio de una prótesis de cadera. Al principio todo fue bien y recuperó bastante movilidad, el problema es que ahora, con 74 años, comienza a resentirse de nuevo, dice que siente «cómo se mueve la prótesis». ¿Será necesario operarle otra vez?

El problema que plantean las prótesis es que, con el paso del tiempo, se *aflojan*. Esto produce, entre otras cosas, dolor y dificultad en el apoyo. La cuestión es que rescatar esa prótesis y cambiarla por otra nueva puede resultar aún más problemático, por eso es muy importante hacer una valoración real de cómo se encuentra su marido y de qué manera es tolerable o no la situación por la que está pasando. Después habrá que tomar una decisión.

Hace unos meses noté un chasquido en la cadera. Acudí al especialista y me recetó antiinflamatorios, quitándole importancia. Desde entonces, no se me han quitado las molestias, ¿puede ser artrosis?

Sí, puede serlo; pero un chasquido aislado no quiere decir que se haya desarrollado artrosis. Otra cuestión bien distinta es el dolor. En este caso, sí es muy importante estar alerta y observar su evolución para poder, en caso de que sea necesario, actuar precozmente.

Tengo artrosis en las manos y sufro unos tremendos dolores que me impiden hacer muchas de mis actividades favoritas. Estoy cada vez más triste y deprimida, ¿puede aconsejarme algo que me devuelva mi calidad de vida?

La artrosis de las manos suele dar lugar, generalmente, a problemas estéticos, aunque a veces, como en su caso, produce dolor y una grave pérdida de funcionalidad. Para luchar contra ambas molestias, debe establecer un programa básico de tratamiento que incluya ejercicios, baños de parafina y férulas de reposo nocturno. Observe qué ejercicio o actividad de su vida cotidiana le causa más dolor para, desde luego, evitarlo. No puede desarrollar una actividad como si no tuviera nada. Acepte que padece artrosis. Son muy convenientes las aplicaciones de crema o pomada antiinflamatoria en las zonas de los dedos tres veces al día después de los ejercicios. Finalmente, es recomendable la medicación analgésica y/o antiinflamatoria sin cortisona.

Sólo tengo 25 años pero sufro fuertes dolores en las rodillas y la cadera. Todo comenzó hace un par de años, cuando me fracturé una de las rodillas, ¿puede ser ésta la causa de mis molestias?, ¿qué puedo hacer para aliviarlas?

Uno de los tipos más frecuentes de artrosis secundaria es el que se produce, precisamente, después de una fractura que cause un daño o un mal alineamiento en la articulación. Ese aspecto debe conocerse claramente: debes comprobar si eso es lo que te ha ocurrido a ti y, de confirmarse, corregirlo, aunque sea quirúrgicamente.

Mi madre y mi abuela padecen artrosis. Yo soy muy joven, pero tengo miedo de acabar como ellas, llena de dolores y con las articulaciones deformadas. ¿Es hereditaria esta enfermedad?

La artrosis tiene un fuerte componente genético, y en algunas de sus modalidades, por ejemplo la que afecta a varias articulaciones o a los dedos de las manos, se ha observado su carácter hereditario dominante en mujeres. Lo mejor que puede hacer es no obsesionarse, pero tampoco confiarse. Valore los factores de riesgo que hemos comentado para corregirlos y vigile, junto a su médico, los posibles síntomas que pudiera padecer.

Una de mis amigas, con sólo 30 años, acaba de ser diagnosticada de artrosis. Estoy muy sorprendida, porque pensé que se trataba de una enfermedad propia de personas mayores, ¿es posible desarrollar este problema siendo tan joven?

El inicio de la enfermedad artrósica puede aparecer a edades como en el caso de su amiga, especialmente cuando se trata de artrosis secundaria. Lo importante, y en lo que cada vez se hace más hincapié, es en el diagnóstico precoz para, así, poder conseguir el mejor resultado en el tratamiento. En todo caso, piense que las personas mayores que sufren desarrollos graves de la artrosis tuvieron también, al principio, síntomas muy leves. No estar alerta propicia un diagnóstico tardío y, por esta razón, a muchas personas se les diagnostica la enfermedad cuando son mayores, lo cual no quiere decir que la artrosis no comenzara bastante antes.

Mi padre padece artrosis, ¿necesita seguir una dieta especial para que la enfermedad no se agrave? ¿Qué alimentos debe incluir en ella?

Lo fundamental en la dieta de una persona con artrosis es corregir el exceso de kilos, si lo tiene, y evitarlo, si se encuentra en su peso ideal. Una dieta equilibrada, comiendo de todo en las proporciones adecuadas, es lo mejor para nuestra salud y, por tanto, para la artrosis.

Me duelen las articulaciones desde hace tiempo, pero no sé qué especialista es el que debe tratarme. ¿A qué médico debo acudir?

Sin la menor duda, y contando con su médico de Atención Primaria, es el reumatólogo quien debe atenderle. Él es el especialista que se ha formado específicamente para diagnosticar y tratar las enfermedades del aparato locomotor. En aquellos casos en que se hace necesaria la intervención quirúrgica entra en juego el traumatólogo, encargado de operar.

Me diagnosticaron artrosis hace exactamente dos años y vengo notando que mis dolores se acentúan en invierno. ¿Puede ser que el frío y la humedad empeoren mi enfermedad? Si es así, ¿qué puedo hacer?

La frecuencia de la artrosis, como habrá podido comprobar, es altísima. Además, se distribuye de forma similar en todos lo países, independientemente de que sean cálidos o fríos, por tanto, no existe una «culpabilidad climatológica» en el sufrimiento de la enfermedad. Sí es cierto, por otra parte, que el frío y la humedad son circunstancias que pueden aumentar la contractura de los músculos y hacer que la sensación de rigidez sea mayor. El invierno, además, es una estación menos agradable (al menos para la mayor parte de la población), que quita las ganas de hacer ejercicio. Es el conjunto de todas estas cosas lo que puede hacer que esta climatología repercuta en su comodidad. Para evitar la situación, y sin llegar a establecer ciclos migratorios, como las golondrinas, lo mejor es protegerse, con las medidas lógicas que todos conocemos, de las bajas temperaturas.

Una amiga me ha dicho que algunos tratamientos llamados «alternativos» pueden ser muy útiles para acabar con los dolores que me causa la artrosis. ¿En qué consisten estos tratamientos? ¿Son realmente efectivos?

Más allá de aquellos productos que se ofrecen como alternativa frente a los fármacos, los tratamientos alternativos en la artrosis son los que usted pone en marcha con su actitud, cuidados y participación activa en su enfermedad. Aparte de este detalle, es importante que tenga en cuenta algunos conceptos antes de seguir con esta explicación. Cada vez que usted toma un medicamento «normal» que tiene un efecto positivo sobre el dolor, la inflamación o el avance de la enfermedad, sabe que ese beneficio se ha tenido que demostrar para después presentarlo de manera rigurosa y científica frente a determinadas instituciones del Estado que aprueban —o no— la salida al mercado de dicho fármaco. La observación de cientos, de miles de enfermos, un seguimiento durante meses, comparándolos con otro grupos que tomaban otros medicamentos o un producto de aspecto externo similar pero sin ningún principio activo —es decir, placebo— y que ni el médico ni el enfermo conocen —es decir, «doble ciego»—, es lo que permite afirmar que lo que pone en el prospecto de ese medicamento es cierto. Como curiosidad, además, le ofrecemos un dato a tener en cuenta: ¿sabe en qué porcentaje funciona, al menos durante un tiempo, el placebo? Pues ni más ni menos que en 20 de cada 100 personas (por lo que puede imaginar que muchas de esas medicinas alternativas, aprovechan ese 20% de efecto placebo, aunque en realidad son inoperantes).

En fin, todo lo que no esté sometido a pruebas científicas y controles legales carece de credibilidad y se presta a manipulación. Ni siquiera la manida frase «la terapia alternativa no es dañina» es cierta. Por si esto fuera poco, hay otro factor importante: la base de todo planteamiento terapéutico se apoya en un diagnóstico correcto, que se debe completar con la valoración del caso concreto del paciente y con un pronóstico evolutivo que deben plasmarse —y firmarse— en el correspondiente informe. Entre los médicos que utilizan terapias alternativas, los hay, sin duda, con una buena formación y conocimientos: ellos saben bien lo que hacen y pueden conseguir excelentes resultados desde un planteamiento más humanizado del acto médico, en el que involucran de manera más activa al enfermo. Por desgracia, la sociedad sufre también a muchos vividores y estafadores dotados de poderes que, con frecuencia, aparecen en algunos programas televisivos y que son tan divertidos como perjudiciales.

Me gustan mucho las frutas y verduras, sé que tienen muchas vitaminas y que resultan muy buenas para la salud pero, ¿pueden ayudarme a mejorar mi artrosis? ¿Debo tomar alguno de los complejos vitamínicos que venden en las farmacias?

El aporte de vitaminas a través de la dieta o de suplementos —siempre que se haga de manera correcta— tiene un efecto antioxidante sobre el organismo que resulta muy eficaz en el plan estratégico de la lucha contra la artrosis. Siempre que sea posible, eso sí, es preferible que esas vitaminas se obtengan directamente de la alimentación.

A mi hermana le han detectado artrosis cuando comenzaba a desarrollarla. Los médicos nos han dado buenas expectativas porque dicen, «se ha cogido a tiempo». ¿Qué importancia tiene el diagnóstico precoz en la artrosis? ¿Significa eso que la enfermedad no tendrá repercusiones en su vida?

El diagnóstico precoz es importantísimo, ya que permite actuar sobre los cambios iniciales que la enfermedad produce en el cartílago. Es el momento ideal para intervenir de forma eficaz con fármacos cuyos beneficios están comprobados; por ejemplo, el sulfato de glucosamina, el condroitín sulfato, la diacerina y el ácido hialurónico. Todos ellos pueden modificar la evolución de la enfermedad. Detectar el problema cuanto antes también nos permite observar y corregir, en caso de que sea necesario, los factores de riesgo que pudieran existir.

Tengo artrosis en las rodillas y el único tratamiento que me ofrece el médico son antiinflamatorios. Estoy harta de tomarlos, ¿no existe algún otro tratamiento alternativo?

Aún en el caso de que padezca usted una artrosis evolucionada, siempre debe plantearse la lucha contra la enfermedad a través de un plan de tratamiento global, que vaya más allá de tomar una o varias pastillas diarias. No olvide, además, que el médico debe valorar su opinión y sus prioridades a la hora de establecer las medidas a tomar. Insista en esta idea con su facultativo y, si no da resultado, no dude en cambiar de médico.

Un defecto físico en una pierna me impide hacer ejercicio. A la vez tengo algo de sobrepeso —me sobran unos 15 kilos— y padezco artrosis en las rodillas desde hace algún tiempo, ¿qué puedo hacer?

En determinadas ocasiones, los problemas parecen irresolubles. Sin embargo, el control del peso es posible y algunos ejercicios también, independientemente de la situación de su pierna —muchas personas con minusvalías físicas practican deporte—. Los cuidados articulares y nuestra participación es fundamental, a menudo, para paliar o evitar situaciones negativas. ¡Anímese a intentarlo! Con fuerza de voluntad, tesón y las recomendaciones de su médico, seguro que puede conseguirlo.

Tengo 65 años y me han operado de la cadera debido a la artrosis que padezco. Me han colocado una prótesis, pero no ha tenido éxito. ¿Qué me aconseja ahora?

De momento cuide su cadera como a la niña de sus ojos: haga algún tipo de ejercicio de los que no requieren apoyo, como por ejemplo, la bicicleta o la natación, siéntese en sillas altas, no engorde, camine sólo lo preciso y con la ayuda de un bastón de descarga. En un futuro puede considerar junto a su médico la posibilidad de someterse a una nueva operación.

Me gustaría saber cuál es el tipo de ejercicio que resulta más beneficioso para la artrosis de cadera.

Los mejores ejercicios son los que se hacen en descarga, es decir, sin cargar la articulación. En el capítulo XIII le explicamos cómo y cuándo realizarlos.

Tengo 59 años y el médico me ha confirmado que el cartílago de mi rodilla está muy desgastado.

¿Existe algún tipo de alimentación o tratamiento que me pueda ayudar a fortalecerlo? ¿Puede volver a regenerarse una vez que ha perdido densidad?

El cartílago que se pierde no se puede volver a regenerar. El objetivo del tratamiento es, siempre, evitar que siga perdiéndose y deteriorándose. Los alimentos que ingiera pueden ayudarle en la medida en que actúan aportando los nutrientes y antioxidantes que el organismo, en general, y el cartílago, en particular, necesitan. Tal y como se ha comentado en diversas ocasiones a lo largo de estas páginas, la alimentación también es fundamental para sus cartílagos, porque controla uno de los factores de riesgo que más los hace sufrir: la obesidad.

Mi madre sufre fuertes dolores debido a su artrosis; para aliviarlos acude cada cierto tiempo a un masajista y dice que esto le ayuda. ¿Pueden los masajes empeorar de alguna manera su enfermedad?

Los masajes relajan los músculos próximos a las articulaciones, que, además, participan en la aparición del dolor. El perjuicio, desde luego, no existe. Si a su madre le alivian, puede ser una manera adecuada de tratar la enfermedad.

*La artrosis que padezco en las manos me impide co-
cinar, y abrir latas y botes. Hasta sujetar el cepillo
de dientes. No tengo fuerza en las manos. ¿Cómo
puedo mejorar mi situación?*

Existen en el mercado una serie de siste-
mas de ayuda que, justamente, evitan forzar las
manos en actividades cotidianas como las que
usted describe. No le será difícil encontrarlos
y pueden ayudarle a mejorar su calidad de vida. A continuación le muestro algunos de los
modelos que existen para que pueda conocer-
los y valorar sus posibilidades. En la Figura 24,

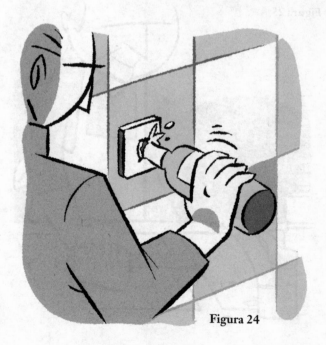

Figura 24

por ejemplo, puede observar la utilidad de colocar en la pared, sólidamente, aparatos tales como abrebotellas o abrelatas. En el fregadero (Figura 25) puede añadir un soporte fijo al que se acople un cepillo con el que lavar vasos, botellas o platos. Un carrito con ruedas le servirá para llevar la vajilla de un lado a otro sin transportar peso y los electrodomésticos le eximirán de realizar una serie de trabajos que requieren esfuerzo y destreza. Aproveche los ex-

Figura 25

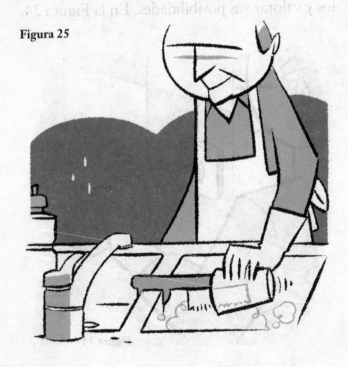

primidores (Figura 26), picadores y cuchillos eléctricos para no forzar sus articulaciones. Los

Figura 26

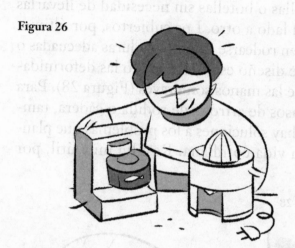

cazos, ollas y sartenes pueden agarrarse con más facilidad si se rodean de asas o mangos con gruesas bandas de goma (Figura 27). Tam-

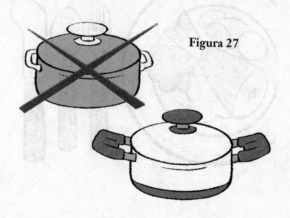

Figura 27

bién puede valerse de un tubo de goma o plástico, conectado directamente al grifo, para llenar ollas o botellas sin necesidad de llevarlas de un lado a otro. Los cubiertos, por último, pueden rodearse de empuñaduras adecuadas o ser de diseño especial cuando las deformidades de las manos son graves (Figura 28). Para los casos de artrosis de rodilla o cadera, también hay soluciones a los problemas que plantea la vida cotidiana. Resulta muy útil, por

Figura 28

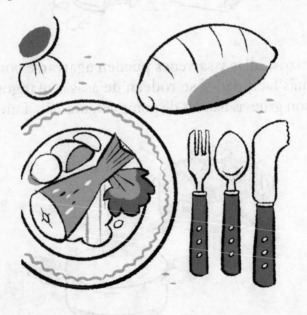

ejemplo, utilizar lavadoras con carga superior
(Figura 29), que no obligan al paciente a aga-

Figura 29

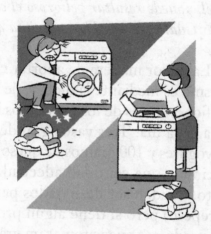

charse para meter o sacar la ropa. Un taburete
alto (Figura 30) le ayudará a realizar actividades que antes hacía de pie, como planchar, pre-
parar comidas, limpiar pescado, etcétera.

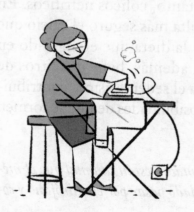

Figura 30

Tomo mucho calcio porque mi padre tiene osteo-
porosis y artrosis y yo no quiero terminar igual
que él, ¿puede resultar peligroso el calcio en ex-
ceso? ¿Cuál es la cantidad máxima que debo to-
mar?

La mejor manera de aportar calcio al organismo es mediante la dieta y, de manera es-
pecífica, a través de los productos lácteos que
toma cada día. Tres vasos grandes de leche,
dos yogures y 100 gramos de queso fresco proporcionan una cantidad adecuada (que, por
cierto, pueden ser desnatados para evitar el
sobrepeso) pero si tiene algún problema con
esos productos puede tomar un gramo de pre-
parado de calcio cada 24 horas. El problema
de tomar demasiado calcio es que esta sustancia se elimina por el riñón y su acumulación puede provocar la formación de cálculos
renales y, por lo tanto, cólicos nefríticos. En
este sentido, resulta más seguro el calcio que
nos proporciona la dieta que el ingerido en
suplementos. Si, además, bebe dos litros de
agua al día y evita el sedentarismo, contribuirá a reducir las posibilidades de que se formen
esos cálculos.

Las rodillas de mi madre están tan mal que el mé-
dico le ha recomendado pasar por el quirófano y co-

locarse unas prótesis. Ella está muy asustada y no termina de decidirse. ¿Existe alguna posibilidad de evitar la intervención?

Cuando una artrosis de rodillas es tan grave y provoca tanta incapacidad como en el caso de su madre, la solución real, que además supone un extraordinario avance para esos enfermos, es la cirugía que implanta una prótesis total en la articulación. La única posibilidad de evitar la operación es que su madre no se la quiera hacer y acepte limitar sus movimientos —sobre todo, andar— y su calidad de vida. Ayúdela a valorarlo.

Tengo 38 años y me crujen mucho las articulaciones; a mi hijo de 10 años le ocurre lo mismo. ¿Por qué ocurre esto? ¿Tenemos más posibilidades de desarrollar alguna enfermedad como la artrosis?

Las personas que notan más ruido en sus articulaciones es porque tienen más movilidad por una mayor laxitud. Se trata de una característica familiar, por eso le sucede a usted y a su hijo, que sí supone un factor de riesgo para desarrollar artrosis. Vigile el resto de sus circunstancias para tratar de evitarla o, al menos, diagnosticarla en fase incipiente.

A mi marido se le inflaman las rodillas y le causan mucho dolor. ¿Qué tipo de gimnasia le conviene practicar?

Debemos contestar con una pregunta: ¿qué le pasa a su marido en las rodillas? Debe precisarse bien el diagnóstico antes de dar una respuesta. En cualquier caso, tenga presente que los mejores ejercicios son aquellos que se realizan sin apoyar, sin ejercer carga sobre las articulaciones.

Mi hermana utiliza muletas para caminar, ¿puede esto empeorar su artrosis de cadera?

No, todo lo contrario; el bastón o muleta de descarga es una medida paliativa muy útil en la artrosis de cadera. No hay ningún problema en que siga utilizando muletas o bastones.

Me han recomendado operarme de la rodilla para colocarme una prótesis, ¿en qué consiste la intervención? ¿Cuánto tiempo necesitaré para recuperarme y volver a caminar?

A grandes rasgos, la operación que le han propuesto consiste en cambiar su articulación enferma por otra articulación artificial con las piezas que aparecen en la imagen de la Figura 31. En la recuperación, que es muy buena y rápida, tiene un papel fundamental la rehabilitación.

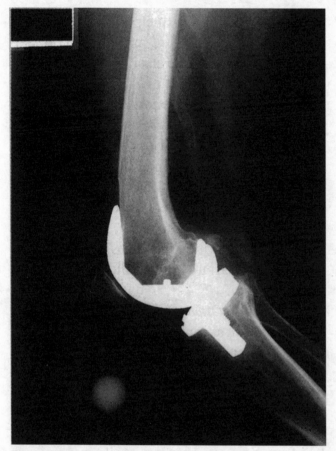

Figura 31. Radiografía lateral de rodilla con prótesis de la articulación.

¿Qué es la artroscopia? ¿Tiene algo que ver con la artrosis?

La artroscopia es una técnica que consiste en introducir en la articulación una fina aguja con un sistema óptico que permite ver y tratar determinadas lesiones. Como puede comprobar, no tiene ninguna relación con la artrosis.

Tengo un hijo que hizo mucho deporte cuando era joven, ahora se queja de dolores en las articulaciones, ¿tiene más posibilidades de desarrollar artrosis?

No hay ninguna duda de que las sobrecargas conllevan el riesgo de provocar artrosis. Por esta razón, precisamente, aunque la articulación se encuentre sana, siempre que se la someta a este tipo de excesos, debe ser revisada para descartar el desarrollo del problema.

El médico me ha aconsejado unas infiltraciones en la rodilla, ¿qué es esto?, ¿para qué sirve?

Todo depende de qué tipo de infiltraciones le haya recomendado su especialista. Si en una articulación inflamada se inyecta un corticoide, el objetivo es controlar esa inflamación y el dolor que provoca. Es importante realizarlo correctamente y no más de tres o cuatro veces en un año. Otro tipo de infiltraciones se realizan con ácido hialurónico. En este caso, se pretende proteger el cartílago; se realizan semanalmente, de tres a cinco veces según el peso molecular del producto empleado, y su efecto puede mantenerse seis meses o más.

Me han dicho que tomar el sol es bueno para la artrosis, ¿está de acuerdo?

El calor del sol puede aliviar el dolor que produce la artrosis, pero deben ser exposiciones moderadas. Además, y gracias al estímulo que ejerce sobre la piel, se produce vitamina D, que contribuye a fortalecer el hueso. Puede ser positivo, pero hay que evitarlo si se tienen varices y, por supuesto, sin abusar, extremando los cuidados sobre la piel que indican los dermatólogos.

Para mejorar mi problema de artrosis tomo una medicación fuerte que me daña el estómago, ¿cómo puedo solucionarlo?

Tiene dos opciones: tomar un protector gástrico, como el omeprazol, o tomar un antiinflamatorio con menos efectos digestivos, por ejemplo, el coxib. Si lo que usted precisa es sólo un analgésico para el dolor, el paracetamol (3 a 4 gramos al día) presenta una excelente tolerancia.

Soy dependienta y paso la mayor parte del día de pie. Cuando llego a casa, normalmente, tengo las rodillas hinchadas y me duelen todas las articulaciones. ¿Puede ser artrosis?

La sobrecarga diaria y prolongada que sufre puede, efectivamente, influir en la aparición y progresión de la artrosis, específicamente la de rodillas. Se trata de un problema difícil y comprobado, que precisaría una revisión del especialista en reumatología y medicina del trabajo y, probablemente, se solucionaría adecuando su puesto de trabajo y horario a sus posibilidades reales. ¿Cómo le suena eso? ¿Quizá a música celestial?

A menudo mi marido es incapaz de levantarse cuando se ha sentado, por más que lo intenta las piernas no le responden. ¿Es esto un signo de artrosis?

Sí, aunque, por supuesto, sería necesario descartar otras causas que puedan producir debilidad muscular, tanto en las piernas como de manera generalizada.

Tengo artrosis en las manos desde hace años, últimamente noto que también me duelen otras articulaciones, ¿puedo estar desarrollando la enfermedad por todo el cuerpo? ¿Cómo puedo evitarlo?

Si esos son sus síntomas, puede que, efectivamente, esté desarrollando una enfermedad generalizada o poliartrosis. Estas formas requieren una especial atención por parte del reumatólogo, y un tratamiento bien elaborado, bien seguido y bien controlado.

Estoy embarazada de siete meses y a menudo siento las piernas muy pesadas y molestias en las rodillas, ¿tengo más posibilidades de desarrollar artrosis en un futuro?

En realidad, no; lo único que le ocurre es que está sufriendo una de las partes negativas de la sobrecarga. Después de dar a luz, y recuperar su peso adecuado, dejará de sufrir las molestias.

Capítulo XXI

Vocabulario médico para entender mejor este libro

Este manual se ha redactado del modo más sencillo posible, para que usted, amigo lector, tenga a mano toda la información sobre la enfermedad de la artrosis. A pesar de ello, sin embargo, es inevitable el uso de algunos términos que tal vez pudieran parecer algo complejos o, simplemente, extraños para el profano.

En el siguiente listado se describen los vocablos que aparecen con más frecuencia en el texto, para que encuentre una definición rápida y comprensible de las dudas que le asalten.

Analgésicos. Medicamentos que calman el dolor.

Antiinflamatorios. Medicamentos que combaten la inflamación.

Artralgia. Dolor de las articulaciones.

Artrografía. Visualización radiológica de una articulación mediante la inyección de un producto de contraste.

Artroplastia. Se denomina así la operación quirúrgica que tiene por objeto la reconstrucción de una articulación destruida o anquilosada. La intervención consiste en sustituir la articulación por una prótesis que facilite la recuperación de la función y la supresión del dolor.

Cápsula articular. Es la funda que envuelve la articulación, la mantiene unida y la protege. Gracias a su flexibilidad permite que se mueva cómodamente.

Cartílago articular. Se trata de un tejido firme y elástico que cubre los extremos de los huesos que forman la articulación. Su función es la de reducir la fricción durante el movimiento, amortiguar y disminuir el roce. En él se inicia la enfermedad artrósica.

Cinesiterapia. Se denomina así el conjunto de técnicas de manipulación asistida que utilizan los fisioterapeutas para tratar la artrosis.

Condrocitos. Células del cartílago que tienen como función principal mantener en equilibrio el proceso de degradación y reparación que éste sufre. En la artrosis, su número y, por tanto, su eficacia disminuyen considerablemente.

Coxoartrosis. Sinónimo de artrosis de cadera.

Hueso subcondral. Recibe este nombre la parte más superficial del hueso, con la que se une el cartílago. Su papel en la vida de éste —también cuando se desarrolla artrosis— es de gran importancia.

Matriz extracelular. Es la sustancia en la cual crecen, se desarrollan y multiplican las células del cartílago.

Membrana sinovial. Es el tejido que tapiza el interior de la cápsula articular. Se encarga, además, de lubricar la articulación produciendo líquido sinovial. La cantidad de este líquido suele ser pequeña, pero, en caso de traumatismo o inflamación de la membrana, puede ser tan abundante que produzca un gran abultamiento en la articulación afectada.

Osteofito. Crecimiento anormal del hueso que se encuentra situado bajo el cartílago. Se trata de una reacción frente al ataque que éste sufre en la artrosis.

Osteotomía. Recibe este nombre la sección quirúrgica de un hueso. Es uno de los tratamientos que se utilizan para corregir la deformación de las piernas en varo —hacia dentro ()— o valgo —hacia fuera)(—.

Poliartrosis. Se llama así el desarrollo de artrosis de manera generalizada, en todas o muchas de las articulaciones del cuerpo.

Prótesis. Recibe este nombre la pieza o implante especial que se utiliza para sustituir una parte del esqueleto. Representan el último escalón en el tratamiento de la artrosis, y están fabricadas con materiales biológicos que dificultan el rechazo del organismo y contribuyen a devolver al paciente la movilidad perdida, así como la desaparición del dolor.

Relajantes. Medicamentos que relajan la fibra muscular.

CAPÍTULO XXII

Conclusiones para recordar

A continuación presentamos, a modo de resumen, siete puntos en los que bien podrían sintetizarse las ideas principales que se han desgranado a lo largo del libro. Por favor, ¡no los olvide! El paciente debe tenerlos presentes en todo el proceso de su enfermedad, desde el diagnóstico hasta el tratamiento. Pueden jugar a favor de su salud.

—La fórmula magistral para conseguir los objetivos trazados en el tratamiento es la relación adecuada entre médico y enfermo. Siempre es más importante la satisfacción del paciente que la del doctor.

—La repercusión clínica de la artrosis se basa en factores complejos, a veces mucho más significativos que los radiológicos. Con esto quiere decirse que las dificultades que el paciente encuentra en su vida diaria, su dolor, sus limitaciones de movimiento y la influencia que éstos puedan tener en su entorno laboral, familiar y social pueden reflejar mucho mejor el desarrollo de la enfermedad que lo que puede apreciarse en las radiografías.

—La educación del enfermo es muy importante para conseguir su colaboración. Sólo así podrá implicarse, por ejemplo, en la toma de su medicación, o comprometerse a realizar a diario sus ejercicios. Estos resultados son aún mejores con la educación, también, del médico.

—Es fundamental —de hecho es la parte más importante del tratamiento— personalizar el plan terapéutico en función de las necesidades y prioridades del paciente. Esto no es sencillo y no repercute a corto plazo en la lista de espera, pero es la única forma racional, buena y barata de atender a estos enfermos. Su valor, además, está respaldado por la Medicina basada en la evidencia que, como usted bien sabe, es aquella que se enfrenta a los problemas que puedan surgir en la práctica clínica, utilizando los resultados obtenidos en la investigación científica.

—Es imprescindible que el diagnóstico de la enfermedad sea correcto, así como que el paciente conozca las consecuencias funcionales que ésta puede ocasionarle.

—Hay que valorar la repercusión que la artrosis tiene en el entorno laboral, social y familiar, así como en el ocio, del paciente. Tenga presente aquello de la calidad de vida. Usted se lo merece.

—Es necesario llamar la atención sobre las nuevas fórmulas de tratamiento coordinado en las que intervienen definitivamente otros trabajadores de la salud (por ejemplo, el colectivo de enfermería y las asociaciones de enfermos). Su aportación es esencial para el buen funcionamiento del sistema y para que el paciente obtenga la mejor atención e información. Todo ello contribuirá a conseguir el objetivo final: que la artrosis no impida a los enfermos realizar sus quehaceres diarios y les permita seguir adelante sin adueñarse de su vida.

Las asociaciones que pueden ayudarle

ASOCIACIONES MIEMBROS DE LIRE (LIGA REUMATOLÓGICA ESPAÑOLA)

Nombre	N.º Socio	Dirección	C.P.	Población	Provincia	Teléfono
A. Aragonesa de Fibromialgia y Astenia Crónica	2180	Vía Hispanidad, 61 (Local Parroquia)	50012	Zaragoza	Zaragoza	635 046 795
A. Asturiana de Enfermos Artríticos	1144	Apartado de Correos, 777	33080	Oviedo	Asturias	985 277 276
A. Balear de Apoyo en la Fibromialgia	1317	C/ Samil, 26 bajos	07610	Palma de Mallorca	Illes Balears	971 264 179
A. Cántabra de Enfermos de Fibromialgia	2150	Centro de Usos Múltiples Matías Sáinz Ocejo. C/ Cardenal Herrera Oria, 63 interior	39011	Santander	Cantabria	942 325 349
A. Cordobesa de Artritis Reumatoide	2048	C/ María Montessori, s/n	14011	Córdoba	Córdoba	957 767 700
A. Cordobesa de Enfermos Afectados de Espondilitis	983	Apartado de Correos, 762	14080	Córdoba	Córdoba	957 767 700
A. Cordobesa de Fibromialgia	1973	C/ María Montessori, s/n	14011	Córdoba	Córdoba	957 767 700
A. Coruñesa de Fibromialgia	2080	Centro Municipal García Sabell. Polígono El Viña. II-F. Plza. Esteban Lareo. BQ 17-Sótano	15008	A Coruña	A Coruña	626 988 363
A. de Afectados de Enfermedades Reumáticas de Aragón	2058	C/ Coso, 98-100, 7.º-7	50001	Zaragoza	Zaragoza	976 392 029
A. de Enfermos de Espondilitis de Ciudad Real	1525	C/ Buensuceso, 10-4º B	13300	Valdepeñas	Ciudad Real	926 347 974

218

Nombre	N.º Socio	Dirección	C.P.	Población	Provincia	Teléfono
A. de Enfermos de Espondilitis de Fuenlabrada	1467	C/ Pinto, 10 bis (Edificio Servicios Sociales)	28944	Fuenlabrada	Madrid	916 976 046
A. de Enfermos de Fibromialgia de Antequera y Comarca	2049	C/ Calzada, 3-2.º	29200	Antequera	Málaga	952 704 066
A. de Enfermos de Fibromialgia de Sevilla	2031	C/ Arroyo, 55, Casa 5, 2.º B	41003	Sevilla	Sevilla	954 064 507
A. de Enfermos de Fibromialgia del Principado de Asturias	1974	C/ Burriana, 1 Bajo (Centro Social El Cristo)	33006	Oviedo	Asturias	687 469 175
A. de Enfermos de Lupus de Cádiz	1535	Avda. de la Hispanidad, 8 Aptdo. de Correos, 1009	11207	Algeciras	Cádiz	625 064 718
A. de Enfermos de Lupus Eritematoso, Enfermedades Sistémicas y otras	2098	C/ Vázquez López, 10-12 Galería Comercial, Local 5	21001	Huelva	Huelva	959 280 067
A. de Esclerodermia de Castellón	1872	Antiguo Acuartelamiento Tetuán Partida Bobalar, s/n	12006	Castelló de la Plana/ Castellón de la Plana	Castellón de la Plana	964 060 300
A. de Espondilíticos Anquilopoyéticos de Valladolid	1828	C/ Doctor Villacián, 11, 4.º B	47014	Valladolid	Valladolid	983 374 312
A. de Espondilíticos Anquilosantes de Burgos	2131	Avda. de la Paz, 6	09004	Burgos	Burgos	947 229 479
A. de Espondilíticos Asturianos	1032	Apartado de Correos, 557	33080	Oviedo	Asturias	985 238 755
A. de Espondilíticos de Málaga	1498	C/ Sherlock Holmes, 2	29006	Málaga	Málaga	952 343 004

Nombre	N.º Socio	Dirección	C.P.	Población	Provincia	Teléfono
A. de Espondilitis Anquilosante Madrileña	1551	C/ Cartagena, 99, 2.º B	28002	Madrid	Madrid	914 135 711
A. de Espondilitis Anquilosante Sevillana	1074	C/ Manuel Villalobos, 41, Acc	41009	Sevilla	Sevilla	954 436 894
A. de Espondilitis Valdemoro	2012	C/ Tenerías, s/n (Centro Ramón Areces)	28340	Valdemoro	Madrid	918 952 015
A. de Fibromialgia de Gran Canaria	1940	C/ Antonio Manchado Viglietti, 1 Centro Sanitario Ntra. Sra. de Fátima	35005	Las Palmas de Gran Canaria	Las Palmas	620 976 564
A. de Fibromialgia de la Comunidad de Madrid	1548	C/ Rafaela Bonilla, 19, Local	28028	Madrid	Madrid	913 567 145
A. de Fibromialgia de Valdemoro	2072	Centro Multidisciplinar Ramón Areces, C/ Tenerías, 28	28340	Valdemoro	Madrid	650 760 592
A. de Fibromialgia y Astenia Crónica de La Rioja	2060	Colegio Salvatorianos, C/ Madre de Dios, 17-C	26004	Logroño	La Rioja	941 222 692
A. de Fibromialgia y Fatiga Crónica del Bajo Cinca	2187	C/ Jacinto Benavente, 6-1.º B	22520	Fraga	Huesca	639 510 374
A. de Jóvenes Españoles con Enfermedades Reumáticas	2063	C/ Cartagena, 99, 2.º B	28002	Madrid	Madrid	914 135 711
A. de Mujeres de Fibroaljarafe	2073	C/ Dr. Barraquer, 3 Bajo	41920	San Juan de Aznalfarache	Sevilla	954 172 497

Nombre	N.º Socio	Dirección	C.P.	Población	Provincia	Teléfono
A. de Pacientes de Fibromialgia	1813	C/ Las Palmeras del Limonar, 20	29016	Málaga	Málaga	952 224 860
A. de Personas Reumáticas de la Vega Baja	2047	C/ Camino del Catral, 8	03160	Almoradí	Alicante	966 782 024
A. Enfermos Espondilíticos y otras Enfermedades Reumáticas de Leganés	1532	C/ Mayorazgo, 25, Despacho n.º 2	28915	Leganés	Madrid	916 868 974
A. Española Contra la Osteoporosis	2176	C/ Gil de Santivañes, 6. Bajo Dcha.	28001	Madrid	Madrid	915 752 551
A. Española de Esclerodermia	1241	C/ Rosa Chacel, 1	28230	Las Rozas de Madrid	Madrid	917 103 210
A. Española Síndrome Sjögren	1246	C/ Cartagena, 99, 2.º-B	28002	Madrid	Madrid	914 135 711
A. Fibromialgia Navarra	1709	C/ Beorlegui, 24 (Colegio María Auxiliadora)	31015	Pamplona	Navarra	948 135 333
A. Fibromialgia y Astenia Crónica de Castilla y León	1956	C/ Santiago, 14, 1.º A	09400	Aranda de Duero	Burgos	947 511 781
A. Fibromialgia de Pontevedra	1744	C/ Rosalía de Castro, 56. Parroquia Sagrado Corazón	36201	Vigo	Pontevedra	617 296 365
A. Gallega de Enfermos Reumáticos	1206	Avda. de Monforte, 44-1.º	27500	Chantada (Casco Urbano)	Lugo	982 441 758
A. Granada de Espondilíticos	1650	C/ Eras del Cura, 20	18172	Alfacar	Granada	958 543 504
A. Granadina de Fibromialgia	2078	C/ Alhóndiga, 37, 1.ª planta-oficina 3	18001	Granada	Granada	958 251 020

Nombre	N.º Socio	Dirección	C.P.	Población	Provincia	Teléfono
A. Guipuzcoana de Afectados por Enfermedades	2115	Paseo Zarategui, 100-TXARA I-Sección LANKIDE	20015	Donostia-San Sebastián	Guipúzcoa	943 482 585
A. Jienense de Espondilitis Anquilosante	2003	Apartado de Correos, 101	23080	Jaén	Jaén	953 267 566
A. Lupus de Cantabria	1567	C/ General Dávila, 89, 1.º	39006	Santander	Cantabria	942 238 501
A. Madrileña de Enfermos de Lupus y Amigos	1248	C/ Martínez Izquierdo, 40	28028	Madrid	Madrid	913 558 726
A. Madrileña de Pacientes con Artritis Reumatoide	1887	C/ Cartagena, 99, 2.º B	28002	Madrid	Madrid	914 135 711
A. Murciana de Fibromialgia	2134	C/ Valle, 7	30150	La Alberca	Murcia	687 790 879
A. Nacional Afectados Síndromes de Hiperlaxitud y Otras Patologías Afines	2184	Plaza Ingeniero Manuel Becerra, 1-10.º E	35008	Las Palmas de Gran Canaria	Las Palmas	679 701 785
A. Nazarena de Reúma	2145	C/ Real Utrera, 35-1.º A	41700	Dos Hermanas	Sevilla	955 667 113
A. Onubense de Espondilíticos	1375	Apartado de Correos, 1196	21080	Huelva	Huelva	959 254 894
A. Onubense de Pacientes con Artritis Reumatoide	2156	C/ Miguel Redondo, 18-2.º D	21003	Huelva	Huelva	959 280 142
A. para la Lucha Contra las Enfermedades Artrítico-Reumáticas	1866	Tte. Coronel Avellaneda, 10-1.º	52003	Melilla	Melilla	676 386 159
A. Provincial de Enfermos Reumáticos de Guadalajara	1882	C/ Cifuentes, 26 (Centro Social Municipal)	19003	Guadalajara	Guadalajara	949 264 293

Nombre	N.º Socio	Dirección	C.P.	Población	Provincia	Teléfono
A. R. de Ferrol-Eume y Ortegal	1794	C/ Río Vespasante, 15, Bajo	1570	Piñeiro (Narón)	A Coruña	981 381 183
A. Salmantina de Espondilitis Anquilosante	1811	Plaza Nueva de San Vicente, Local 2	37007	Salamanca	Salamanca	923 260 322
A. Salmantina de Pacientes con Artritis Reumatoide	2157	C/ Borneo, 50-1.º A	37003	Salamanca	Salamanca	917 149 876
A. Sevillana de Pacientes con Artritis Reumatoide	1054	C/ Manuel Villalobos, 41, Acc	41009	Sevilla	Sevilla	954 360 825
A. Soriana de Enfermos Reumáticos	2165	Residencia de la Seguridad Social, Planta Baja	42005	Soria	Soria	975 226 809
A. Tinerfeña de Enfermos Reumáticos	1634	C/ Juan Rumeu García, 28, Ofc. 1-A	38008	Santa Cruz de Tenerife	Santa Cruz de Tenerife	922 220 967
A. Valenciana de Afectados de Artritis	1413	C/ Alboraya, 18, B-13.ª	46010	Valencia	Valencia	606 716 825
A. Valenciana de Afectados de Espondilitis	1414	Apartado de Correos, 13.078	46080	Valencia	Valencia	620 111 779
A. Valenciana de Afectados de Fibromialgia	1584	Apartado de Correos, 13.269	46080	Valencia	Valencia	676 059 829
A. Valenciana de Afectados de Lupus	1415	C/ Alboraya, 18-B, 13ª	46010	Valencia	Valencia	676 059 792
A. Vasca Fibromialgia y Astenia Crónica	1814	C/ Francisco Maciá, 11, 7.º Dpto. A-B	48014	Bilbao	Vizcaya	944 750 120

Nombre	N.º Socio	Dirección	C.P.	Población	Provincia	Teléfono
A. Viguesa de Espondilitis de Pontevedra	1524	C/ Zaragoza, 7, 3.º-B	36203	Vigo	Pontevedra	986 419 642
Afectados de Fibromialgia Asociados de Castilla y León	2059	Hospital San Telmo. Avda. de San Telmo, s/n	34003	Palencia	Palencia	979 727 864
Afibroalba Asociación Castellano Manchega de Afectados de Fibromialgia	2177	Plaza San Juan de Dios, 2-6.º 1	02004	Albacete	Albacete	936 468 745
Enfermos de Espondilitis Parleños Asociados	1571	C/ Pinto, s/n (Colg. San Ramón)	28980	Parla	Madrid	629 905 545
Liga Reumatológica Andaluza	2089	C/ Manuel Villalobos, 41, Acc	41009	Sevilla	Sevilla	954 359 385
Liga Reumatológica Asturiana	1656	C/ Gutiérrez Herrero, 4, Bajo	33400	Avilés	Asturias	985 512 309
Liga Reumatológica de León	1410	C/ Frontón, 7	24008	León	León	987 243 152
Liga Reumatológica Valenciana	1081	C/ Joanot Martorell, 2, 4.ª	46470	Massanassa	Valencia	961 251 729
Liga Reumatológica Galega	1607	C/ Federico Tapia, 49, Locales 27-28	15005	A Coruña	A Coruña	981 236 586
Liga Reumatológica Catalana	932	C/ Llibertat, 48-Bajos	08012	Barcelona	Barcelona	932 077 778
Liga Reumatológica de Mallorca	1930	C/ Sant Josep de la Muntanya, 5 Local E-F	07010	Palma de Mallorca	Illes Balears	971 757 580
Liga Reumatológica de Menorca	1670	Camí de Maó Casa Millonaria-102	07760	Ciutadella de Menorca	Illes Balears	971 350 070

Anexos

Tabla I

CLASIFICACIÓN DE LAS ENFERMEDADES REUMÁTICAS

1. **Enfermedades de colágeno:**
   —*Enfermedades autoinmunes.*
   Lupus eritematoso sistematizado.
   Esclerodermia.
   Miopatías inflamatorias...
   —*Enfermedades por alteraciones del colágeno:*
   Enfermedad de Marfen.
   Enfermedad de Ehlers-Danles...
   —*Vasculitis:*
   Pamarteritis.
   Schönlein-henrch...

2. **Enfermedades articulares:**
   —*Inflamatorias autoinmunes:*
   Artritis Reumatoide...
   —*Inflamatorias microcristalinas:*
   Gota
   Condrocalcinosis.
   —*Degenerativas/Artrosis articulaciones, columna.*
   —*Infecciosas.*
   Sépticas, virales, fúngicas, tuberculosis.
   Reactivas: síndrome de Reiter.

3. **Partes blandas:**
   —*Generalizadas:*
   Fibromialgia
   Síndrome de Fatiga Crónica.
   —*Locorregionales:*
   Tendinitis.
   Bursitis.

4. **Osteopatías metabólicas:**
   —*Osteoporosis, osteomalacia.*
   —*Paget, Hiperparatinoidismo.*

Tabla II

Motivos por los que, a pesar de los síntomas, los enfermos no consultan sobre su enfermedad reumática (*Balline y Cold*)

—No es lo bastante importante (53%)

—No se puede hacer nada (17%)

—Está bajo control (17%)

—Carecer de tiempo (7%)

—Otros (6%)

Tabla III

Repercusión social (*Reumatos 90*)

Razones por las que los enfermos creen que la sociedad no da importancia a sus problemas reumáticos

—No se considera un enfermedad grave (37%)

—La gente es muy insolidaria y quien no la padece no la siente (24%)

—Porque es una enfermedad muy frecuente (10%)

—La gente piensa: «Es cosa de viejos, achaques de la edad» (7%)

—Hay poca información, desconocimiento (7%)

—Falta interés por parte de los médicos (1%)

Tabla IV

FACTORES DE RIESGO Y ARTROSIS

Factores no modificables
—Genética.
—Sexo.
—Edad.

Factores modificables
—Obesidad.
—Ocupación y actividad laboral.
—Prácticas deportivas.
—Alteraciones en los ejes de alineación
  de la articulación.
—Traumatismos previos.
—Fuerza muscular.
—Densidad Mineral Ósea (Osteoporosis).
—Menopausia.
—Tabaco.

Tabla V

POSIBLE ASOCIACIÓN DE ARTROSIS Y EJERCICIO*

Deporte	Articulación	Riesgo de artrosis
Ballet	Tobillo	Probablemente aumentado
	Columna cervical	
	Cadera	
	Rodilla	
	MTF	
Boxeo	Mano (MTF-CMT)	Posiblemente aumentado
Ciclismo	Rótula	Probablemente aumentado
Fútbol	Tobillo	Probablemente aumentado
	Pie	
	Rodilla	
	Columna cervical	
Gimnastas	Codos	Posiblemente aumentado
	Hombros	
	Muñecas	
	Caderas	
Artes marciales	Columna vertebral	Posiblemente aumentado
Paracaidismo	Tobillo	Probablemente aumentado
	Rodilla	
	Columna	
Rugby	Rodilla	Posiblemente aumentado
Corredores	Rodilla	Mínimo
	Cadera	
Esquí	Pulgar	Posiblemente aumentado
	Rodilla	
Levantamiento peso	Columna	Posiblemente aumentado
Lucha	Columna cervical	Posiblemente aumentado
	Codo	
	Rodilla	
Baloncesto	Rodilla	Probablemente aumentado
	Mano	
Balonvolea	Rodilla	Posiblemente aumentado
	Hombro	
	Mano	
Tenis	Hombro	Probablemente aumentado
	Codo	

* Modificada de Panush

229

Tabla VI

CONTRAINDICACIONES ABSOLUTAS PARA EL EJERCICIO

(American College of Sports Medicine: Guidelines for exercise Testing and Prescription. Philadelphia. Lea/Febiger. 1991)

—Cambios recientes en el ecocardiograma que sugieran infarto u otra alteración cardiológica aguda.

—Reciente complicación de infarto de miocardio.

—Angina inestable.

—Arritmia ventricular no controlada.

—Bloqueo cardíaco de tercer grado.

—Fallo cardíaco congestivo.

—Sospecha de un aneurisma disecante.

—Estenosis aórtica grave.

—Pericarditis o miocarditis aguda.

—Tromboflebitis.

—Reciente embolia pulmonar.

—Infección aguda.

—Psicosis.

Tabla VII

EJERCICIO Y ARTROSIS

—Articulaciones normales en individuos de todas las edades toleran ejercicios fuertes y prolongados.

—Personas con disbalance muscular, anomalías neurológicas, variaciones anatómicas o con ejercicios mal programados que ocasionan estrés en miembros inferiores, que pueden acelerar la artrosis.

—Personas que hayan sufrido lesiones en estructuras que soportan o estabilizan la articulación pueden tener aceleración de un proceso artrósico si se intensifica la sobrecarga articular por el ejercicio.

—El ejercicio programado puede beneficiar a personas con artrosis o artritis.

—Fundamental la identificación de los sujetos con riesgo de desarrollar artrosis.

Tabla VIII

CARTÍLAGO MADURO	
Envejecimiento	Artrosis
Fibrilación superficial y estable del cartílago.	Fibrilación superficial progresiva, extendiéndose hacia el hueso subcondral con pérdida total del cartílago en ocasiones.
Disminución del número y función de los condrocitos.	
Disminución en la matriz de la cantidad de agua.	
Acumulación de moléculas degradadas.	Aumento inicial del número y función de los condrocitos, que posteriormente disminuyen.
Aumento del diámetro de las fibras colágenas.	Inicial aumento del contenido de agua.
	Disminución del colágeno.

Tabla IX

CLASIFICACIÓN DEL ORIGEN DE LA ARTROSIS

1. **Primaria**
   - Generalizada
   - Localizada

2. **Secundaria**
   - Enfermedades metabólicas, como la hemocromatosis
   - Enfermedades endocrinas, acromegalia, diabetes, etc.
   - Artropatías por cristales, gota, condrocalcinosis
   - Enfermedades articulares inflamatorias, artritis reumatoide, espondiloartropatías
   - Enfermedades óseas, paget
   - Traumatismos articulares con fractura
   - Lesiones meniscales
   - Sobreuso articular, actividades deportivas, laborales

Tabla X

Grado de acuerdo en la conferencia Omeract III sobre variables a incluir en ensayos clínicos de artrosis

Alto (acuerdo del 90% o más)
- Dolor
- Discapacidad
- Evaluación global por el enfermo
- Técnicas de imagen (RX, etc.) en estudios de un año o más

Este libro se terminó de imprimir
en los talleres gráficos de Palgraphic, S. A.
Humanes (Madrid) el mes de febrero de 2004